AF620080

EXPOSITION DES MUSCLES.

Prix, 50 ſ. broché.

SEASC

EXPOSITION SOMMAIRE DES MUSCLES DU CORPS HUMAIN,

SUIVANT la classification & la nomenclature méthodiques adoptées au Cours public d'Anatomie de Dijon.

PAR M. CHAUSSIER, Professeur d'Anatomie des Etats de Bourgogne, pensionnaire de l'Académie des Sciences de Dijon, & Professeur du Cours de Chimie, Ass. de l'Acad. roy. de Chirurgie, Cor. de la Soc. roy. de Médecine, Membre des Acad. & Soc. roy. des Sc. de Nismes, Toulouse, Montpellier, Clermont-Ferrand, Valence, &c.

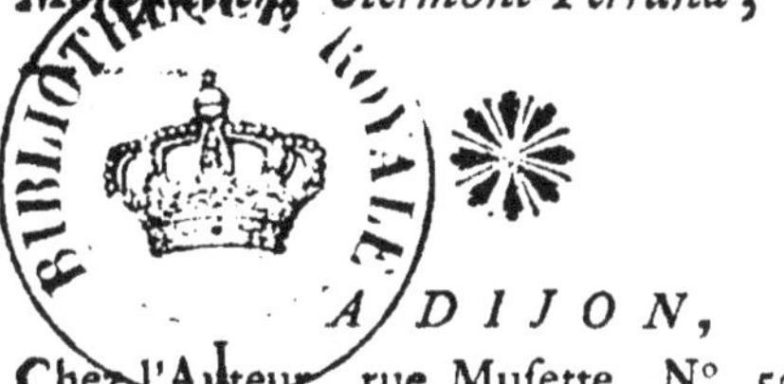

A DIJON,
Chez l'Auteur, rue Musette, N°. 507.

A PARIS,
Chez { BARROIS le jeune, MÉQUIGNON l'aîné, CROULLEBOIS. } Libraires.

M. DCC. LXXXIX.

Sous le privilège de l'Académie des Sciences de Dijon.

Les ſciences ont fait des progrès, parce que les Philoſophes ont mieux obſervé, & qu'ils ont mis dans leur langage la préciſion & l'exactitude qu'ils avoient miſes dans leurs obſervations; ils ont corrigé la langue, & l'on a mieux raiſonné.

DE CONDILLAC.

A MONSIEUR,

MONSIEUR DE MORVEAU,

Avocat-général honoraire au Parlement de Dijon, correſpondant de l'Académie royale des Sciences de Paris; de celles d'Upſal, de Stokolm, de Turin, de Dublin; de la Soc. roy. de Londres; de la Soc. électorale de Mayence; des Scrutateurs de la nature de Berlin; de la Soc. d'exploitation des mines d'Allemagne; de la Société patr. de Heſſe-Hombourg, de Biſcaye; aſſocié régnicole de la Société royale de Médecine; des Académies & Sociétés de Clermont, de Lyon, Beſançon, Châlons-ſur-Marne, Montpellier, Toulouſe, Bourg-en-Breſſe; Chancelier de l'Académie des Sciences de Dijon, Directeur des Cours publics de Chimie & de Minéralogie, &c....

MONSIEUR,

Vous avez porté dans les ſciences naturelles cette ſageſſe, cette force, cette justesse de raisonnement & de discussion qui, dans les pénibles & importantes fonctions du ministère public, vous a mérité l'estime, le respect, la confiance générale de cette Province; c'est à vous, MONSIEUR, *que la chimie doit une partie de ses progrès; c'est à vous qu'elle doit une langue nouvelle & philosophique. Les avantages qui en résultent sont bien appréciés par les savans; ils s'empressent à vous en témoigner leur reconnoissance, en adoptant vos principes, votre méthode, en inscrivant votre nom dans leurs Académies. J'ai fait à l'anatomie l'application des principes que vous aviez établis pour la chimie. Cet ouvrage est donc en quelque sorte le vôtre. Daignez-en agréer l'hommage, comme un témoignage public du respect, de la reconnoissance que je partage avec mes*

Concitoyens & avec les Savans de tous les pays.

MONSIEUR,

Votre très-humble & très-obéissant serviteur,

CHAUSSIER,

DISCOURS

DISCOURS

PRÉLIMINAIRE.

IL ſuffit de parcourir quelques livres d'anatomie, de comparer les écrits des anciens à ceux des modernes, & ſur-tout leurs deſcriptions à la nature même, pour reconnoître combien la multiplicité, la variété, l'impropriété des dénominations généralement employées, en rendent l'étude fatigante, difficile; & par une ſuite néceſſaire, combien elles ont retardé les progrès de la ſcience: en effet, non-ſeulement une partie a reçu ſucceſſivement, & conſerve encore quelquefois quatre, cinq ou ſix noms différens; mais encore les enfoncemens, les échancrures, les éminences qui ſont à ſa ſurface, les prolongemens qui en ſont des dépendances, ou qui l'uniſſent à d'autres parties voiſines, ont également reçu des noms différens, & le plus ordinairement ces noms ne ſont que des mots vagues; ils n'expriment ni la forme, ni la grandeur, ni la ſituation, ni les connexions de la partie principale; enfin, ils n'expriment aucun de ſes rapports ou qualités ſenſibles qui puiſſent en rappeller l'idée à l'eſprit. Quelquefois auſſi on attache à un ſeul mot deux ou trois ſignifications différentes. Par exemple, on appelle *condyles de l'occipital*, *de la mâchoire*, *du fémur*, *des phalanges*, &c. des éminences articulaires plus ou moins applaties; cependant on a donné ce même nom à des protubérances de l'humérus qui n'ont aucun rapport à l'articulation, & qui ſervent uniquement à l'attache des muſcles, tandis qu'au fémur, & à tous les autres os, de ſemblables éminences ſont déſignées ſous le nom de *tubéroſités*, D'autres fois la dénomination préſente une idée contraire aux notions les plus ſimples & les plus généralement reçues. Par exemple, l'extrémité cubitale de l'humérus porte deux tubercules nommés condyles; & comme il importe de les diſtinguer pour déſigner d'une manière plus préciſe l'attache des muſcles, on a remarqué que l'un étoit plus élevé, plus ſaillant que l'autre; « cependant, dit M. SABATIER, » d'après le plus grand nombre des anato» miſtes, celui qui eſt le plus ſaillant, on le » nomme *condyle court* (*ou petit*) pendant que » l'autre eſt appellé *condyle long* (*ou grand*) ». Quelques écrivains ont voulu déſigner ces mêmes tubercules, d'après leur ſituation reſpective; mais les uns ont nommé *interne* celui que d'autres appellent *postérieur*, & *externe* celui que les autres trouvent *antérieur*. Il en est à-peu-près ainsi pour toutes les autres parties, ouvrez les livres d'anatomie, comparez la description d'un organe faite par différens auteurs; l'un appelle *droite*, la face qu'un autre nomme *antérieure*.... Enfin, comme l'observe M. DE BUFFON, « les dénominations elles-» mêmes ayant souvent été prises d'objets qui » n'avoient aucun rapport avec ceux qu'on » vouloit désigner, n'ont servi qu'à augmenter » la confusion; & ces noms empruntés à l'aven-» ture, ou donnés par préjugés, ont ensuite » produit eux-mêmes de nouveaux préjugés » & des opinions de hasard; d'autres noms » donnés à des parties mal vues, ou qui même » n'existoient pas, ont été de nouvelles sources » d'erreurs ».

Pour vous convaincre combien ces dénominations vagues & insignifiantes nuisent aux progrès de la science, suivez attentivement ce jeune homme qui commence l'étude anatomique: « il lit, ou entend faire la description » d'un organe; mais, comme le remarque fort » bien TARIN, la singularité du nom de cette » partie entraîne toute son attention, le nom

» ſeul l'occupe; & lorſqu'une fois il s'eſt » chargé la tête de deux ou trois cens termes: » toute ſa doctrine roule ſur ces mots »; & s'il ne prend la peine de lire, de comparer les ouvrages des différens anatomiſtes, s'il ne s'eſt familiariſé avec cette multitude de noms dont les deſcriptions ſont hériſſées, avec les différentes ſignifications qu'on y attache; enfin, ſi l'habitude de voir la nature n'a pas ramené ſon attention ſur les objets vraiment eſſentiels, ſi elle n'a pas gravé dans ſon eſprit un tableau de la ſtructure des organes, & entièrement indépendant des noms; une fois éloigné de l'objet de ſes études, ſes connoiſſances anatomiques s'évanouiront bientôt; il ne conſervera qu'un ſouvenir confus des viſcères les plus remarquables, & dont le nom eſt devenu familier dans l'exercice journalier de la médecine, il ſaura diſtinguer le foie, la rate, l'eſtomac, le cerveau, &c. il en connoîtra la ſituation générale, mais il oubliera les détails particuliers de leur ſtructure; il ne pourra plus ſe rappeller, ſans une nouvelle étude, le trajet, les ramifications des nerfs, le paſſage & les diviſions des artères, les attaches & la direction des muſcles; enfin, le rapport, la connexion des différentes parties, ſouvent ſi eſſentiels, échapperont à ſa mémoire; cependant il conſerve le ſouvenir des noms qui ont d'abord fixé ſon attention; mais ces mots qui n'ont plus aucune ſignification bien préciſe, ſont des ſignes ſtériles; comme ils n'indiquent aucun des attributs ſenſibles de la partie, ils ne peuvent en retracer l'image à ſon eſprit: auſſi toute ſa doctrine reſtera bornée à une longue ſérie de mots, qu'il emploiera par habitude, mais ſouvent d'une manière vague, à quelques idées ſuperficielles, mal aſſurées qui pourront fournir des explications hypothétiques, arbitraires, mais dont il ne pourra faire aucune application utile à ſon art. Il eſt donc bien vrai, comme l'obſerve ſi judicieuſement l'illuſtre DE BUFFON, que « le » plus grand obſtacle à l'avancement des con» noiſſances de l'homme eſt moins dans les » choſes mêmes que dans la manière dont il » les conſidère; quelque compliquée que ſoit » la machine de ſon corps, elle eſt encore plus » ſimple que ſes idées. Il eſt moins difficile de » voir la nature telle qu'elle eſt, que de la » reconnoître telle qu'on nous la préſente; » elle ne porte qu'un voile, nous lui donnons » un maſque; nous la couvrons de préjugés; » nous ſuppoſons qu'elle agit, qu'elle opère

» comme nous agiſſons & penſons; cependant
» ſes actes ſont évidens, & nos penſées ſont
» obſcures; nous portons dans ſes ouvrages
» les abſtractions de notre eſprit; nous lui
» prêtons nos moyens; nous ne jugeons de
» ſes fins que par nos vues, & nous mêlons
» perpétuellement à ſes opérations qui ſont
» conſtantes, à ſes faits qui ſont toujours cer-
» tains, le produit illuſoire de notre imagi-
» nation ».

Quoique ces réflexions puiſſent s'appliquer à toutes les branches de l'anatomie, elles conviennent plus particulièrement encore à la myologie. Cette branche de l'étude anatomique a pour objet des parties, dont le nombre, la diſpoſition, la forme, la ſituation, le volume & les uſages ſont également ſoumis aux ſens. Elle fournit à l'art de guérir les connoiſſances les plus importantes, ſoit pour la connoiſſance, ſoit pour le traitement de beaucoup de maladies, mais ſur-tout pour l'exercice des opérations; elle fournit à la peinture les traits les plus propres pour caractériſer les figures, en exprimant les attitudes & les paſſions; enfin, elle intéreſſe généralement & fixe la curioſité par la diſpoſition méchanique des muſcles & des tendons. D'après tant d'avantages, on feroit difpofé à croire que la myologie eft cultivée avec foin, avec empreffement; que l'étude en eft facile, puifqu'elle a pour objet des parties dont la connoiffance dépend principalement de l'infpection; cependant on remarque, avec une forte de furprife, que cette partie de l'anatomie eft généralement la moins connue, qu'elle s'apprend difficilement, & qu'elle eft oubliée très-promptement. On en trouvera facilement la raifon, fi l'on fait attention que les méthodes les plus généralement adoptées pour la myologie, au lieu d'être établies fur un principe conftant, uniforme & pris dans la nature même, font entièrement hypothétiques & arbitraires. Une telle affertion furprend & paroît hafardée. On a peine à fe perfuader que la branche d'une fcience auffi importante, auffi ancienne, n'ait encore aucune règle fixe, immuable, & foit en quelque forte abandonnée au gré, au caprice de tous ceux qui la cultivent; mais confultez les écrits des anatomiftes, comparez les uns aux autres, & bientôt vous reconnoîtrez combien ils diffèrent même fur les objets qui paroiffent les plus fimples, les plus faciles à déterminer. Vous verrez avec une forte de furprife, qu'ils ne font d'accord ni fur le nombre des mufcles, ni ſur l'ordre qu'il convient de ſuivre dans leur diſtribution, leur claſſification; enfin vous verrez qu'ils le ſont bien moins encore ſur leurs uſages & leurs dénominations.

Rien ſans doute ne paroît plus facile à tous ceux qui ignorent nos méthodes, que de fixer le nombre des muſcles, puiſqu'il ne s'agit que de voir & de compter; mais la manière de les chercher, de les préparer, change ſingulièrement toutes les apparences; & l'objet qui dans la nature eſt ſimple, devient compliqué par le travail de l'art. Nous n'en chercherons pas la preuve dans les ouvrages de GALIEN & des anciens anatomiſtes. Leurs deſcriptions ſont quelquefois trop vagues, trop obſcures pour que nous puiſſions toujours y reconnoître les parties qu'ils veulent indiquer; mais depuis VESALE juſqu'à RIOLAN, depuis RIOLAN juſqu'à WINSLOW, CHESELDEN, ALBINUS, LIEUTAUD, SANTORINI, SABATIER, &c. combien les anatomiſtes n'ont-ils pas varié ſur le nombre des muſcles, ſur la manière de les diviſer! Nous ne nous arrêterons pas à rapporter exactement toutes les différentes manières dont ils ont ſucceſſivement augmenté ou diminué le nombre de ces organes. Ce rapprochement curieux, & peut-être utile, exigeroit de longs détails & feroit déplacé ici. Nous nous bornerons feulement à quelques exemples pris au hafard. Ainfi, ce corps charnu que VESALE décrit fous le nom de *feconde paire des mufcles du dos*, FALLOPIA en fait deux mufcles fous le nom de *feptième & huitième du thorax;* au contraire, RIOLAN, SPIGEL, le confidèrent comme un feul mufcle qu'ils nommèrent le *fcalène* ou triangulaire, mais COWPER & DOUGLAS le partagèrent en trois, fous les noms de *premier*, *fecond & troifième fcalène;* enfin, ALBINUS le divifa en quatre qu'il nomma le *fcalène antérieur*, le *fcalène latéral*, *moyen* & *poftérieur.* Celui que VESALE & COLUMBO décrivent fous le nom de *feconde paire des moteurs de la tête*, WINSLOW le partage en deux, qu'il nomme le *grand complexus* & *le petit complexus* ou *maftoïdien latéral.* ALBINUS n'héfite pas à le féparer en trois, qu'il regarde comme autant de mufcles diftincts, & qu'il nomme le *digaftrique* ou *biventer du cou*, le *complexus* & le *trachélo-maftoïdien.* Cet autre que VESALE nomme le *dixième de la cuiffe*, RIOLAN le divife en trois, fous les noms d'*obturateur interne*, de *fecond & troifième quadrijumeau ;* mais LIEUTAUD n'en trouve que deux, il appelle l'un l'*obtu-*

rateur interne, & l'autre le *cannelé*. Cette grosse portion charnue que VESALE compte pour deux muscles qu'il décrit sous les noms de *septième & huitième muscles du tibia*, est partagée par J. SYLVIUS en trois sous les noms de *vaste interne*, *vaste externe & crural*. DUPRÉ veut encore y distinguer une petite portion qu'il nomme muscle *sous-crural*, & M. SABATIER considère l'ensemble comme un seul muscle qu'il nomme *triceps crural*. Cette petite masse charnue, située à la face palmaire de la main & à la base du pouce, que les grecs désignoient sous le nom de *thénar*, est divisée par COLUMBO en sept muscles distincts, qu'il décrit successivement; mais PARÉ n'en reconnoît que deux. Il nomme l'un l'*abducteur externe du pouce*; & l'autre, *le thénar ou molet qu'aucuns ont divisé en trois, & que l'on pourroit diviser en six, tant pour ses diverses actions que pour les séparations qui s'y trouvent. Mais*, ajoute-t-il, *nous, étudians à briéveté sans rien obscurcir, aimons mieux n'en faire qu'un*. RIOLAN dans la suite y distingua trois muscles sous les noms de *thénar*, *anti-thénar & hypothénar*. WINSLOW adopta cette division, mais substitua au dernier nom qui lui déplaisoit, celui de *mésothénar*. Enfin, ALBINUS & SABATIER y comptent quatre muſcles diſtincts, ſous les noms de *court-abducteur*, *court fléchiſſeur*, *adducteur & opponens du pouce.* A la plante du pied RIOLAN trouve un ſeul muſcle pour l'abduction du petit orteil, muſcle qu'il nomme *hypothénar.* WINSLOW le diviſe en trois ſous les noms de *grand parathénar*, *petit parathénar & métatarſien*, tandis qu'ALBINUS, LIEUTAUD & SABATIER n'y reconnoiſſent que deux diviſions.

Il en eſt à-peu-près ainſi pour tous les muſcles, même pour ceux dont la texture eſt la plus ſimple & les uſages les moins importans; ainſi, celui que WINSLOW nomme *l'angulaire de l'omoplate* eſt diviſé en quatre muſcles diſtincts par BAUHIN & CABROL. Cet autre appellé ordinairement *rhomboïde* eſt partagé par ALBINUS en deux portions, ſous les noms de *rhomboïde du dos* & *rhomboïde du cou.* CH. GUILLEMEAU diſtinguoit une portion de l'*iliaque interne* comme un muſcle ſéparé qu'il nommoit l'*épineux.* WASSERBERG regarde comme un muſcle particulier la portion la plus ſupérieure du *grand dentelé*, & il lui donne le nom de *coſto-homoplatien*, &c.....

La confuſion eſt bien plus grande encore, ſi le muſcle eſt d'une texture compliquée, ſi ſes fibres ont des directions différentes, ſi elles ſont diſpoſées en différens faiſceaux, ou ſe terminent par pluſieurs tendons; alors chacun établit un ordre particulier de diviſion & d'énumération; c'eſt ce que l'on trouve dans la deſcription des muſcles ſitués ſur la face ſpinale de la colonne vertébrale.

Autant qu'il eſt poſſible d'en juger d'après quelques paſſages de GALIEN, LYCUS & les premiers anatomiſtes grecs ne diſtinguoient pas pluſieurs muſcles extenſeurs de l'épine; ils ne les diviſoient pas en pluſieurs claſſes pour les mouvemens du cou & des lombes; mais ils conſidéroient toute la longue bande charnue qui recouvre la face ſpinale des vertèbres comme deux muſcles pairs, ſitués l'un à droite, l'autre à gauche de l'épine, & ils les déſignoient ſous le nom de RACHITAI, *muſcles de rachis* (1). GALIEN ſuit la même méthode; il n'y a à ce ſujet aucun doute, (*au livre 5 des adminiſtrations anatomiques*) il décrit expreſſément cette

(1) Rachitai muſculi toti ſpinæ ſuperjecti; illi enim ut annotat Gal. univerſis coſtarum commiſſuris in toto thorace ſuper injecti ſunt, à poſteriori parte, nil relinquentes quod non contegant, ſed omnes coſtarum radices & vertebrarum proceſſus complectuntur... rachis enim continet totum id ſpatium quod à ſummâ cervice ad ſacrum uſque os interjacet.... *J. Gorræi*, *defin. med.*

bande charnue comme un ſeul muſcle qui, de la ſeconde vertèbre, s'étend au ſacrum. On ne peut imaginer que GALIEN ſuivoit cette méthode, parce qu'il s'étoit borné à l'inſpection ſuperficielle du muſcle en ſituation; on voit au contraire, par la deſcription qu'il en fait, qu'il avoit diſſéqué ce muſcle dans toute ſon étendue, qu'il en connoiſſoit la texture compliquée, les différentes branches ou diviſions, & il les déſigne ſous le nom de *principes.* D'ailleurs, en pluſieurs autres endroits de ſes ouvrages, & ſur-tout au livre *de la diſſection des muſcles*, il répète que, de chaque côté de l'épine, il n'y a qu'un ſeul muſcle fort grand & composé de pluſieurs; ou bien, ajoute-t-il, (vraiſemblablement pour faire ſentir la texture compliquée de ce muſcle, ou pour préſenter le même point de doctrine d'une manière différente, comme il le fait quelquefois, ainſi qu'il avoit averti qu'il le feroit); on peut conſidérer toute cette maſſe charnue, comme un aſſemblage de petits muſcles obliques, & alors on pourroit en compter autant qu'il y a de vertèbres.

Par la ſuite on s'écarta de cette méthode ſi ſimple, on méconnut les raiſons qui avoient engagé GALIEN à la ſuivre, on lui en fit même un reproche (1). FERNEL décrit la bande musculeuse, située sur la face spinale des vertèbres, comme composée de deux portions distinctes; suivant lui, l'une est destinée pour le mouvement des côtes; elle est composée de sept faisceaux musculeux qui s'attachent par autant de tendons, près l'articulation spinale des côtes supérieures; aussi, dit-il, la plupart des anatomistes comptent cette portion pour sept muscles particuliers; c'est la branche *costo-trachélienne*, ou le *sacro-lombaire* des auteurs; l'autre portion, couchée le long de l'épine, & que les grecs nomment *rachita*, ne doit pas être considérée comme un seul muscle; mais il faut, dit-il, compter autant de muscles qu'il y a de vertèbres, en exceptant cependant la première; ainsi, dit-il, on trouvera de chaque côté vingt-trois muscles extérieurs du dos.

VESALE établit une méthode bien différente; il divisa toute la longue bande musculeuse qui couvre les vertèbres, en six portions qu'il compta & décrivit comme autant de muscles particuliers; cette méthode servit de règle & de modèle aux anatomistes; on n'examina pas

(1) Musculi nimis quàm frigidè, & nequaquàm omnes à Galeno descripti, *Vesal.*

s'il étoit naturel ou avantageux de compter des portions de mufcles pour des mufcles diftincts; on oublia la méthode de GALIEN; & comme l'infpection & la diffection préfentoient des particularités & des variétés que VESALE n'avoit pas exprimées, on réforma fes defcriptions, on y ajouta de nouvelles divifions. COLUMBO, qui avoit adopté la méthode de VESALE, commença par établir deux claffes diftinctes des mufcles, qu'il décrivit féparément fous les titres de mufcles du cou, & mufcles du dos. GAB. FALLOPIA, qui ne faifoit pas cette diftinction de claffes, ne trouvoit que cinq mufcles fur la face fpinale des vertèbres. On ne fe borna pas à ces premières divifions; & comme dans l'étude oftéologique on a coutume de divifer la colonne vertébrale en trois parties, plufieurs écrivains, fans doute pour obferver un ordre conftant, une méthode uniforme, ont cru auffi devoir diftinguer la longue bande mufculeufe, en trois claffes de mufcles qu'ils attribuoient au cou, au dos & aux lombes. Cependant on fe borna généralement à reconnoître deux claffes de mufcles, les uns pour le cou, les autres pour les lombes; mais quelques-uns, à l'aide du fcalpel, féparèrent les faifceaux principaux de l'une ou de l'autre des premières branches musculaires, & les ont ajoutés au nombre des muscles déjà adoptés par les anatomistes. Ainsi, DIEMERBROECK divisoit la longue bande musculeuse du dos, en sept portions qu'il comptoit pour autant de muscles particuliers. WINSLOW en admet huit principaux, distincts & séparés par leur texture & leurs usages, pour les mouvemens du cou, du dos & des lombes; outre ces huit grands muscles, il en compte encore un grand nombre d'autres petits situés dans l'intervalle des apophyses épineuses & transverses des vertèbres, &c. ALBINUS compte également huit muscles principaux, mais il a bien une autre manière de les diviser; suivant cet anatomiste, comme le remarque M. PORTAL, il est des muscles qui sont communs au cou, au dos & aux lombes, & il en est d'autres qui sont particuliers à ces trois parties; enfin, non content de diviser simplement ces portions musculeuses suivant leur longueur, comme l'avoient fait les autres anatomistes, il les sépare encore sur leur épaisseur; ainsi, cette portion que WINSL. nomme le muscle *demi-épineux*, est partagée sur son épaisseur, en deux muscles distincts; le plan ou la couche externe est considérée par ALBINUS, comme un muscle particulier qu'il qu'il nomme *ſemi-ſpinalis*, & il donne le nom de *multifidus ſpinæ* au plan interne. CHESELDEN & LIEUTAUD ſuivirent une méthode bien différente de celle de leurs prédéceſſeurs ; l'un & l'autre n'admet dans la longue bande muſculeuſe, que trois diviſions qu'ils comptent pour trois muſcles diſtincts, mais chacun dans un ordre bien différent. CHESELDEN conſerve la diſtinction en muſcles du cou & muſcles du dos ; il compte deux muſcles propres au cou, qu'il déſigne ſous les noms de *tranſverſaire* & d'*épineux du cou*, tandis qu'il ne conſidère toute la maſſe charnue qui couvre le ſacrum, les lombes & le dos, que comme un ſeul muſcle qu'il nomme l'*extenſeur du dos & des lombes.* LIEUTAUD, au contraire, rejette la diſtinction de muſcles du cou & de muſcles du dos ; mais il diviſe toute l'étendue de la maſſe muſculeuſe en trois portions qui, du ſacrum, s'étendent juſques ſur le cou, & il compte ces trois diviſions pour autant de muſcles particuliers. Nous ne rappellerons pas la méthode d'énumération & de diviſion imaginée par STENON, & ſuivie par quelques anatomiſtes qui, conſidérant en même temps la direction, l'obliquité des fibres, ont regardé chaque petit faiſceau, comme autant de muſcles particuliers, & comptoient pour chaque vertèbre, dix à douze muſcles; ainſi, à l'aide des diſſections, des diviſions & ſubdiviſions, on a tellement multiplié le nombre des muſcles ſitués à la face ſpinale de la colonne vertébrale, on a tellement compliqué leur deſcription, que l'étude & la démonſtration en ſont devenues extrêmement difficiles.

La difficulté, ſans doute, ne feroit pas un motif pour arrêter l'anatomiſte, s'il s'agiſſoit d'une partie principale & eſſentielle à l'organiſation, ſi de cette multiplicité de diviſions & de noms, il réſultoit quelqu'avantage, ſoit pour l'explication de l'action, des mouvemens de la partie, ſoit pour la connoiſſance des maladies ou des moyens curatifs; mais tout cet amas de faiſceaux muſculeux ne forme pas une partie eſſentielle de l'organiſation; ſon action, ſes uſages ſont ſimples, bien connus, & par cette conſidération, toutes ces diſtinctions minutieuſes & fatigantes pour la mémoire, dont on a ſucceſſivement chargé la deſcription de cette partie, nous paroiſſent non-ſeulement inutiles, déplacées, mais encore contraires à la vraie diſpoſition des parties, & nuiſibles aux progrès de la ſcience.

Les premiers anatomiſtes n'ont pas toujours été exacts à ſaiſir le caractère particulier, &

la ligne qui ſépare & diſtingue un muſcle d'un autre muſcle voiſin ; pluſieurs fois ils ont confondu & regardé comme un ſeul & même corps, deux muſcles voiſins qui ſe trouvent toujours iſolés par l'interpoſition d'une lame cellulaire, qui toujours ſont diſtincts par leur forme, la direction de leurs fibres, leurs attaches & leurs uſages. Sans doute on a eu grande raiſon de diſtinguer dans la ſuite ces muſcles; mais auſſi on eſt allé beaucoup trop loin, on n'a pas ſu s'arrêter. Quelques anatomiſtes, ſéduits par l'amour du merveilleux, entraînés par le déſir de faire des découvertes, ſe plaiſent à trouver de nouveaux muſcles; ils croient y réuſſir en donnant de nouveaux noms à des portions d'un muſcle qui étoient déjà connues; mais, dit ALBINUS, nous ne pouvons les louer, parce qu'ils augmentent le nombre des muſcles au delà de ce qu'il eſt néceſſaire, & qu'ils en embarraſſent l'hiſtoire.

Le talent de l'anatomiſte ne doit pas conſiſter à ſéparer minutieuſement chaque faiſceau, chaque fibrille muſculaire, à détruire indiſtinctement toutes les lames de tiſſu cellulaire qui ſe préſentent au ſcalpel; ce tiſſu, dans l'organiſation animale, eſt un intermède que la nature emploie également pour unir & lier enſemble les fibrilles qui compoſent un organe, comme pour le ſéparer & le diſtinguer d'un autre. Auſſi l'anatomiſte qui, pour déterminer le nombre des muſcles, n'obſerveroit d'autres règles que la direction des fibres & l'interpoſition des lames cellulaires entre chaque faiſceau, pourroit à ſon gré multiplier le nombre de ces organes moteurs; en effet, il eſt peu de muſcles que l'on ne puiſſe facilement diviſer en pluſieurs portions; quelques-uns même ſont manifeſtement compoſés de pluſieurs faiſceaux ſéparés par des lignes profondes de tiſſu graiſſeux, quelquefois même par des lames membraneuſes : tels ſont, par exemple, le ſous-acromio-huméral (*deltoïde*), le ſacro-fémoral, (*le grand feſſier*), &c. Cependant, comme les différens faiſceaux ſe réuniſſent dans le même corps muſculaire, & ont manifeſtement le même uſage, on n'a pas ſéparé ces muſcles en autant de muſcles qu'il y a de faiſceaux diſtincts. Le ſcapulo-huméro-olécranien eſt évidemment à ſes extrémités humérale & ſcapulaire, compoſé de trois portions diſtinctes, non-ſeulement par leur longueur, la différente direction des fibres, mais encore ſéparées dans une certaine étendue, par des lignes graiſſeuſes. D'après ces apparences, nos anciens maîtres n'avoient pas héſité à partager cette maſſe muſculeuſe, & à en faire trois muſcles auxquels ils donnoient des noms particuliers; cependant, comme ces trois portions ſe réuniſſent intimement pour former un ſeul corps qui ſe fixe à une partie, & lui imprime un ſeul mouvement, les anatomiſtes modernes s'accordent tous à regarder la réunion de ces trois portions, comme un ſeul muſcle qu'ils déſignent ſous le nom de *triceps brachial*.

D'après cet expoſé, on voit combien les anatomiſtes ont varié ſur le nombre des muſcles, ſur la manière de les diviſer, & combien leur incertitude a produit de confuſion dans l'étude anatomique. Ne peut-on donc fixer enfin les règles qui doivent déterminer l'anatomiſte à regarder un corps charnu comme un muſcle diſtinct & particulier, ou comme la portion d'un autre muſcle voiſin? Les réflexions que nous avons préſentées, les exemples que nous avons rapportés, doivent nous éclairer ſur ce point.

Quand des fibres charnues forment, par leur réunion, un corps plus ou moins volumineux; quand ce corps eſt circonſcrit de toutes parts, & dans toute ſon étendue, par une lame membraneuſe ou une couche cellulaire & graiſſeuſe ; quand ſes fibres charnues & tendineuſes n'ont aucune adhérence avec d'autres faiſceaux charnus & voiſins ; enfin, quand cette diſpoſition ſe trouve conſtamment dans tous les individus, aſſurément un tel corps doit être compté pour un muſcle particulier; mais tous ces caractères ne ſe rencontrent pas toujours, & d'une manière bien ſenſible ; ſouvent la maſſe des fibres charnues qui forme le corps d'un muſcle, eſt ſéparée, dans une étendue plus ou moins grande, par des lignes cellulaires, ou bien les fibres ſont diſpoſées en différentes directions, & préſentent un écartement plus ou moins grand. Quelquefois une ſeule maſſe charnue ſe partage enſuite en pluſieurs portions qui ſe portent & ſe fixent à différentes parties ; d'autres fois enfin, le tiſſu cellulaire qui ſépare deux muſcles eſt ſerré, peu abondant ; leurs fibres charnues ſont rapprochées ; quelquefois même, adhérentes entr'elles dans une partie de leur étendue : dans ces cas, & pour ne rien donner au haſard, l'anatomiſte doit obſerver que la direction différente des fibres, la ſéparation partielle plus ou moins profonde, par des lignes de tiſſu cellulaire que le ſcalpel peut détruire, ne ſuffiſent pas pour qu'une portion muſculaire puiſſe être considérée comme un muscle particulier ; il faut encore, outre ces deux premières conditions, que les attaches soient essentiellement différentes, que l'usage soit différent, ou au moins, que dans le plus grand nombre des cas, l'action puisse être indépendante & distincte de celle du muscle voisin ; enfin, nous exigerions que de cette distinction il résultât quelqu'avantage, soit pour la facilité de la description, soit pour l'intelligence des fonctions & des usages; sans ces attentions on pourroit à son gré multiplier le nombre des muscles, & sous l'apparence spécieuse d'une description nouvelle, d'une exactitude rigoureuse, on détruiroit tout ordre, toute méthode; on substitueroit des mots, des détails minutieux aux connoissances utiles & nécessaires. Dans une science aussi étendue, aussi importante que celle de l'organisation animale, on ne sauroit trop éviter ces petits détails qui surchargent les descriptions, sans présenter quelque vue d'utilité, ou fournir quelque sujet de recherches propres à faire connoître l'action de la partie. Ces petits détails sont superflus, sur-tout quand il s'agit des organes secondaires; en étudiant, en décrivant avec soin la forme, la texture, la situation, la connexion des parties, l'objet eſſentiel de l'anatomiſte eſt d'en connoître l'action, de ſaiſir les loix de la nature dans l'organiſation ; & il ne peut parvenir à ce but, qu'en ſimpliſiant les méthodes de nomenclature & de diviſion ; qu'en cherchant les réſultats les plus ſimples des deſcriptions les plus étendues ; qu'enfin, en comparant, en rapprochant ſous un même point de vue, des parties que l'art a pu ſéparer, mais que la nature avoit eſſentiellement unies & deſtinées à un même uſage.

La manière de claſſer les muſcles a été une autre ſource de difficultés & même d'erreurs dans leur étude. Pour décrire & démontrer ces organes, GALIEN ne ſuivoit d'autre ordre que celui de leur ſituation reſpective, telle qu'on l'obſerve à la diſſection ; ainſi, ſans s'occuper s'ils concouroient au même mouvement, il décrivoit ſucceſſivement tous les muſcles qui, ſur une partie, ſe préſentoient ſucceſſivement à ſa vue. Ce plan eſt ſimple, naturel ; cependant les deſcriptions de GALIEN ſont obſcures, parce que la ſituation générale & particulière des muſcles n'eſt pas ſuffiſamment exprimée, parce qu'au lieu de conſidérer d'abord le corps charnu pour indiquer enſuite ſes attaches ou extrémités tendineuſes, ſouvent il commence l'examen d'un muſcle par ſon tendon ou terminaiſon. CH. ETIENNE & quelques autres anatomiſtes conſervèrent, pour la deſcription des muſcles, l'ordre de ſituation & de diſſection. VESALE imagina une méthode bien différente ; il diſtribua & claſſa tous les muſcles, d'après l'idée qu'il s'étoit formée de leurs uſages ; ainſi, ſans s'occuper de leur ſituation, il rapprochoit & rangeoit enſemble les muſcles qu'il crut ſervir aux mêmes parties ; par exemple, il comptoit comme muſcles du bras ceux qui s'y terminent, ceux qui peuvent le mouvoir, comme muſcles de la tête, ceux qni meuvent cette partie; la clarté, l'exactitude des deſcriptions empêchèrent d'appercevoir les vices de cette méthode ; auſſi, dans la ſuite, fut-elle généralement adoptée. Cependant WINSLOW qui la ſuivoit dans ſes écrits, ne peut s'empêcher de remarquer combien cette claſſification des muſcles par ordre d'actions, eſt défectueuſe ; en effet, dit-il, « elle eſt » naturellement capable de ſéduire les com- » mençans, de produire de fauſſes idées, d'en- » tretenir l'ignorance, & même de faire tomber » d'habiles phyſiciens, médecins & chirurgiens, » dans des fautes conſidérables. Elle porte natu- » rellement à croire pluſieurs fauſſetés ; par

» exemple, que les parties auxquelles on donne » un certain nombre de mufcles déterminés, » ne peuvent pas encore être mues par d'autres; » que les mufcles attribués à certaines parties » ne peuvent pas encore mouvoir d'autres » parties, &c..... » Ces réflexions, & d'autres femblables, engagèrent ALBINUS à reprendre, à perfectionner la méthode de GALIEN, méthode qui confifte à décrire les mufcles les uns après les autres, à mefure qu'ils fe préfentent. Mais pour éviter cette obfcurité qu'on eft en droit de reprocher aux defcriptions de GALIEN, il faut, avec M. SABATIER, commencer par divifer toute la furface du corps en différentes régions dont le nombre, l'étendue foient déterminés d'une manière précife, afin que l'on puiffe facilement retrouver la fituation, la pofition refpective des mufcles; ce principe une fois établi & admis, cette claffification des mufcles eft plus fimple, plus commode pour la mémoire, que la méthode hypothétique de VESALE; non-feulement elle a l'avantage de ne pas préfenter des idées fauffes fur les différens ufages des mufcles, mais encore elle rappelle fans ceffe à l'efprit la fituation des parties qu'il importe tant de connoître, pour s'affurer du fiège des maladies, du trajet d'une blefſure, & ſur-tout pour le manuel des opérations chirurgicales : elle eſt également avantageuſe pour le peintre, dont l'étude doit conſiſter à ſaiſir l'enſemble de l'action & le rapport des maſſes dans les différens mouvemens, dans les attitudes variées du corps humain; auſſi, d'après les corrections faites par ALBINUS, SABATIER, cette méthode de claſſification des muſcles eſt maintenant adoptée par les anatomiſtes les plus diſtingués; depuis long-temps nous l'employons avec ſuccès dans nos cours, & nous ne pouvions choiſir de meilleurs modèles.

Nous ne nous occuperons pas à rapporter & à examiner les opinions des anatomiſtes ſur les uſages des muſcles, mais nous nous arrêterons plus particulièrement à faire ſentir combien les différentes dénominations qu'ils ont employées ſucceſſivement, ont produit de confuſion, de difficulté dans l'étude de cette branche d'anatomie; en effet, preſque toutes les dénominations des muſcles ſont arbitraires, hypothétiques, fondées ſur des formes qu'on ne peut reconnoître, ſur des comparaiſons vicieuſes & trop éloignées des objets, ou ſur des uſages qu'on a ſuppoſés, qui ſouvent ſont équivoques, & qui, preſque toujours, conviennent à d'autres muſcles; enfin, il n'y a aucune règle, aucun principe fixe pour leurs dénominations; nous nous en convaincrons en parcourant la longue liste des muscles.

1°. Nous en trouvons beaucoup qui, d'après leurs usages, sont nommés *extenseurs*, *fléchisseurs*, *supinateurs*, *pronateurs*, *&c.....* mais ce muscle, que les anatomistes ont long-temps désigné sous le nom de *releveur*, est cependant *abaisseur*; celui-ci que les uns appellent *adducteur*, d'autes le nomment *abducteur*; quelques-uns trouvent qu'il doit être considéré comme *fléchisseur*, tandis que d'autres assurent positivement qu'il est un *extenseur*. Comment concilier tant d'opinions si différentes, & cependant toutes fondées sur quelques observations particulières? Comment une dénomination pourra-t-elle fixer l'incertitude, & ne pas induire en erreur? Le muscle le plus simple n'a jamais un seul usage; son action s'exerce au moins sur deux parties, quelquefois sur trois ou quatre, suivant le nombre de ses attaches; par exemple, comme le remarque M. SABATIER, un des muscles qui meuvent l'avant-bras sur le bras, peut aussi mouvoir le bras sur l'avant-bras, l'épaule sur le bras, le radius sur le cubitus, & il en est à peu près de même pour tous les autres muscles; quelquefois la disposition, le trajet d'un mufcle fur une articulation, coopère aux mouvemens de cette articulation, quoiqu'il n'y ait aucune attache immédiate ; ainfi, les longs *fléchiffeurs des doigts* entraînent auffi la main dans la flexion ; & fuivant les différentes circonftances, ils fléchiffent la main fur l'avant-bras, & l'avant-bras fur la main ; d'autres fois le tendon d'un mufcle, après s'être fixé d'abord à un os, fournit un prolongement à quelque partie voifine, & y imprime un mouvement très-manifefte ; ainfi, ces petits mufcles, connus ordinairement fous le nom de *lombricaux*, après un premier point d'attache à la grande phalange des doigts, fourniffent un prolongement tendineux qui fe contourne & s'étend jufqu'aux plus petites phalanges ; auffi ces mufcles que PARÉ appelloit *adducteurs internes*, que les anatomiftes modernes comptent au nombre des *fléchiffeurs*, étoient regardés par G. FALLOPIA & par COLUMBO, comme des *extenfeurs ;* ainfi, cette méthode de dénomination, fondée fur les ufages des mufcles, qui paroît d'abord fi fimple, fi commode, eft effentiellement très-vicieufe, en ce qu'elle borne, reftreint les ufages des mufcles, ne permet pas d'embraffer d'un coup d'œil tous ceux auxquels ils font deftinés, & quelquefois encore, préfente des idées fauffes ou peu conformes à l'action de ces organes.

2°. Plusieurs muscles ont été appellés, d'après la direction de leurs fibres, *droits*, *transverses*, *obliques*, *convergens*, *divergens;* on en a même distingué sous les noms de *descendans* & d'*ascendans;* ainsi, on a compté les muscles *droits de la tête*, *de l'œil*, *du palais*, *du bas ventre*, *de la cuisse*, *les muscles obliques de la tête*, *de l'œil*, *&c.* & on pourroit en trouver de cette sorte à toutes les parties; car, relativement au plan vertical de division du corps, tous les muscles n'ont-ils pas leurs fibres droites, obliques, transverses, convergentes, divergentes? Souvent aussi ces dénominations ont encore le défaut de ne pas exprimer la véritable direction des fibres du muscle que l'on veut; par exemple, on appelle *grand droit postérieur de la tête*, un petit muscle ayant au plus un pouce & demi de longueur, & dont les fibres, au lieu d'être parallèles, sont rapprochées dans un de ses points d'attaches, & épanouies dans l'autre en forme de rayons; il en est de même du *petit droit postérieur de la tête*, & celui que l'on nomme *droit interne de la jambe*, n'est-il pas dans une situation oblique, relativement au plan vertical de la division du corps, & même relativement à la jambe?

3°. Quelques-uns ont été surnommés, d'après leur situation, *antérieurs*, *postérieurs*, *latéraux*, *supérieurs*, *inférieurs ;* on en a même distingué sous les noms de *sublime* & de *profond ;* mais toutes ces distinctions nominales deviennent souvent fort équivoques ; & comme elles sont fondées sur une division idéale du corps & de ses différentes parties, les anatomistes ne sont pas toujours d'accord sur l'acception qu'il convient d'en faire ; l'un nomme *internes*, des muscles qu'un autre croit pouvoir appeller *supérieurs ou inférieurs ;.....* d'ailleurs, toutes ces dénominations indiquent seulement la situation générale d'un muscle, & toujours relativement à d'autres muscles voisins, ou qui ont leurs attaches à la même partie ; enfin, plus d'une fois on a fait une application singulière de ces sortes de dénominations : ainsi, on n'a pas craint d'appeller *sublime*, un muscle situé à la plante du pied, & qui par conséquent, dans les attitudes les plus fréquentes de l'homme, se trouve à la partie la plus basse de son corps.

4°. D'autres muscles ont été nommés, par rapport à la règion qu'ils occupent, *dorsaux*, *pectoraux*, *occipitaux :* assurément ces dénominations expriment d'une manière très-précise la situation des muscles ; mais nous devons observer que pour être avantageuses, ces dénominations doivent être une expression générique, & adoptée pour tous les muscles qui occupent la même région; sans cela, vous multipliez les noms, vous augmentez la confusion au lieu de porter la clarté; en effet, vous nommez un muscle, *pectoral*, parce qu'il recouvre une partie de la poitrine; cet autre, *occipital*, parce que non-seulement il recouvre une portion de l'os occipital, mais encore parce qu'il y a ses attaches: la même raison devroit donc vous engager à donner cette dénomination, ou au moins une analogue, à tous les autres muscles qui occupent la même région, & qui y ont leurs attaches; mais point du tout, vous donnez à chacun un nom arbitraire; dès-lors, l'esprit qui n'apperçoit aucun plan uniforme, refuse de se plier à cette bigarrure de noms & d'idées incohérentes; la mémoire peut s'en charger quelque temps, mais l'impression est foible, & l'objet réel s'échappe bientôt; quelquefois même on a donné à un muscle le nom d'une région où il n'est pas situé. Ainsi, on appelle *plantaire*, un petit muscle situé à la face surale de la jambe, qui n'a aucun rapport à la plante du pied, & qui, du fémur, s'étend au calcanéum.

5°.

5°. D'autres muſcles ont été nommés *rhomboïdes*, *quarrés*, *triangulaires.* Mais outre qu'il y a beaucoup de muſcles auxquels on peut trouver ces ſortes de figures, il faut diſtinguer *les muſclès rhomboïdes de l'épaule*, *de la poitrine*, *les rhomboïdes ſupérieurs*, *les rhomboïdes inférieurs*, *les muſcles quarrés des lombes*, *de la cuiſſe*, *de l'avant-bras*, *&c.*... & ces ſortes de figures ſont ſouvent ſi équivoques, que les anatomiſtes modernes nomment *quarré*, un muſcle que tous les anciens trouvoient *triangulaire ;* un autre qu'ils nommoient *quarré*, a été comparé par un anatomiſte moderne, à une *houpe ;* celui que l'on appelle *rond*, eſt long & applati ſur ſon épaiſſeur.

6°. La comparaiſon qu'on a faite des muſcles avec différens objets, a été une nouvelle ſource de dénominations; ainſi, nous en trouvons qui ſont déſignés ſous les noms de *ſplénius* ou *ſplénique*, de *ſoléaire* ou *ſolaire*, parce qu'ils reſſemblent, dit-on, à la rate ou à une ſole; quelques-uns cependant aiment mieux les comparer à une compreſſe & à une ſemelle de ſoulier; car tel eſt l'avantage de ces ſortes de comparaiſons, qu'elles prêtent facilement aux différentes interprétations qu'on veut leur donner.

Si on conſidère que l'anatomie eſt la ſcience

de l'organiſation des animaux, des loix que la nature ſuit dans l'arrangement, la ſtructure & l'action de leurs parties, on eſt diſpoſé à croire que les organes du corps humain doivent rarement avoir quelque reſſemblance avec nos inſtrumens méchaniques, avec les formes groſſières des corps inertes qui nous environnent; on eſt diſpoſé à penſer que toutes les comparaiſons doivent ſe borner à conſidérer les organes dans les différentes eſpèces d'animaux, à en ſaiſir le plan général de reſſemblance, & les traits particuliers qui différencient chaque eſpèce : cependant il n'eſt aucune ſcience où les allégories & les comparaiſons idéales ſoient plus fréquentes; ainſi, on a comparé l'eſtomac à une cornemuſe, la matrice à une poire, les poumons à un pied de bœuf, les reins à un haricot, la veſſie à une bouteille;....... on a comparé l'appendice ſternale à une épée, la facette articulaire de l'os innominé, à une S, à une tête d'oiſeau ou à une oreille humaine;.... enfin, il n'eſt aucun organe, aucune partie d'un organe auquel on n'ait trouvé une ſimilitude avec quelqu'objet. Ces comparaiſons arbitraires, toujours vicieuſes, ſouvent fauſſes, quelquefois abſurdes & ridicules, augmentent encore la confuſion dans l'étude, dans les démonſtrations, ſubſtituent le produit illuſoire de l'imagination au tableau de la nature, & plus d'une fois elles ont ſervi à propager l'erreur. Mais pour nous borner à l'objet qui nous occupe principalement ici, n'a-t-on pas imaginé de comparer le muſcle à un rat écorché? De là n'a-t-on pas prétendu tirer l'étymologie du mot *muſculus* (quoique, ſuivant toute apparence, elle dérive d'un mot grec qui ſignifie organe moteur); enfin, d'après cette comparaiſon biſarre & ſervilement adoptée par preſque tous les anatomiſtes anciens & modernes, n'a-t-on pas diviſé le muſcle en *tête*, *queue* & *ventre?* De là enfin, une nouvelle ſource de dénominations pour les muſcles; ainſi, on a appellé *biceps*, un muſcle compoſé de deux portions charnues, plus ou moins ſéparées, diſtinctes par leurs attaches, quelquefois par la direction de leurs fibres, mais toujours réunies en un ſeul corps, & formant un tendon commun qui ſe fixe à un endroit plus ou moins éloigné des premières attaches : cependant, ſi les deux portions charnues ſont voiſines l'une de l'autre (ce ſont les expreſſions des anatomiſtes), ſi elles ſont à peu près du même volume & ſuivent la même direction, au lieu d'appeller ce muſcle biceps, on le nomme quelquefois *jumeau.* Les *triceps* ſont composés de trois têtes ou trois portions d'abord diſtinctes, mais formant enſuite un corps commun. On trouve pluſieurs muſcles de cette ſorte dans le corps humain ; & quoique cette diſtinction ſoit très-préciſe & adoptée ſans modification par tous les anatomiſtes, on compte quelquefois les trois portions d'un triceps, comme autant de muſcles ſéparés ; d'autres fois on ſuit une méthode entièrement contraire. Ainſi, comme l'obſerve LIEUTAUD, il a plu aux anatomiſtes de raſſembler ſous le nom de triceps, trois muſcles de la cuiſſe, bien ſéparés ; & les modernes n'ont pas craint de conſerver ces diſtinctions, ces dénominations fauſſes ; & ils nomment encore *premier*, *ſecond* & *troiſième triceps*, trois muſcles ſimples & compoſés d'une ſeule portion.

7°. Quelques muſcles, par rapport à leur volume ou étendue, ont été diſtingués par les épithètes de *grands*, *moyens*, *petits*, *gros*, *vaſtes*, *grêles*, *longs* ;.... mais ces dénominations qui indiquent ſeulement un rapport, une proportion avec d'autres muſcles, deviennent ſouvent fort équivoques par la manière dont on les emploie ; par exemple, trois muſcles de la cuiſſe ſont appellés triceps ; pour les diſtinguer, les uns considérant seulement leur volume, les ont nommés *grand, moyen, petit;* d'autres, croyant mieux les désigner par leur situation, les ont appellés *antérieur, moyen* & *postérieur;* quelques-uns ont préféré les noms de *supérieur, moyen* & *inférieur;* ainsi, l'objet le plus simple devient compliqué par la variété des dénominations: en effet, le muscle que les premiers appellent *moyen triceps*, est l'*antérieur des seconds*, le *supérieur des troisièmes*, tandis que celui qu'ils nomment *petit triceps* est le *moyen* des autres. Nous trouvons encore que des muscles gros & épais ont été appellés *grêles*, que le *long dorsal* n'est pas le *grand dorsal*, &c.

8°. Pour donner des noms aux muscles, on a encore considéré leurs attaches; & quoique chaque muscle ait toujours deux points d'attaches distincts & opposés, souvent la dénomination a été bornée à en exprimer un seul; ainsi, on a appellé *péroniers, ptérigoïdiens, zigomatiques*, des muscles qui ont une de leurs attaches au péroné, à l'apophyse ptérigoïde, au zigoma. Ces sortes de noms rappellent seulement la situation générale des muscles, mais laissent ignorer ce qu'il importe beaucoup de savoir, leur direction, leut terminaison & leurs usages; quelquefois la dénomination, quoique fondée ſur une des attaches du muſcle, eſt devenue équivoque, parce qu'elle n'étoit pas aſſez caractériſée; ainſi, un anatomiſte moderne a donné le nom d'*épineux* à un muſcle qui a un de ſes points d'attaches à l'épine de l'ilium; mais ce nom a déjà éte employé pour déſigner des muſcles attachés aux épines dorſales, & il pourroit s'appliquer à tous les muſcles qui auroient une de leurs attaches à l'épine d'un os. D'autres fois la dénomination exprime les deux points d'attaches d'un muſcle; ainſi, on appelle *ſterno-maſtoïdien*, un muſcle qui, du ſternum, s'étend à l'apophyſe maſtoïde; *ſtylo-hyoïdien*, celui qui, de l'apophyſe ſtyloïde, s'étend à l'os hyoïde. Tels ſont encore les muſcles *génio-gloſſes*, *trachélo-maſtoïdiens*, *&c.* mais ces dénominations qui ſont très-préciſes, ſont auſſi les moins fréquentes dans l'anatomie.

9°. Nous ne nous arrêterons pas davantage à rapporter & à examiner tous les autres motifs qui ont déterminé la dénomination des muſcles; nous nous bornerons à ajouter qu'un muſcle a été nommé *complexus* ou l'*embarraſſé*, quoiqu'il y en ait beaucoup d'une texture plus compliquée; un autre, à cauſe de ſa couleur, a été ſurnommé *livide*, quoiqu'on puiſſe, quand on le veut, trouver cette couleur à tous les muſcles ; pluſieurs ont été appellés *dentelés*, parce qu'ils s'attachent par des languettes angulaires, & que l'on a comparées aux dents d'une ſcie ; quelques-uns ont été dits *troués*, *perforés*, parce que leurs tendons forment une ouverture, ou parce que leur corps charnu eſt traverſé par un filet nerveux ; d'autres, par la raiſon contraire, ont été dits *trouans* ou *perforans ;* un autre a été ſurnommé *trochléateur*, parce que ſon tendon paſſe à travers un petit anneau cartilagineux qui fait l'office d'une poulie ; on a même donné à des muſcles le nom des anatomiſtes ; ainſi, nous trouvons dans quelques écrivains, un muſcle qu'ils nomment *riolaniſte ;* un autre qu'ils diſent *fallopien*, *perforé de Caſſerius*..... Enfin, pour diſtinguer les muſcles, on a emprunté de tous côtés des noms à l'aventure, ſouvent bizarres, quelquefois indécens ; ainſi, un muſcle de la jambe eſt appellé *couturier* (*ſartorius*) ; d'autres aiment mieux le nommer (*ſutorius*) *le muſcle du cordonnier.* GUILLEMEAU en nommoit un *mantonier*, à cauſe qu'il ſert, dit-il, à jeter le manteau ſur l'épaule ; d'autres muſcles ont été déſignés ſous les noms d'*ani terſor*, *ani ſcalptor*, *caſtodes virginitatis*.....

Au lieu de cette multitude de dénominations arbitraires, les premiers anatomiſtes grecs, autant qu'il eſt poſſible d'en juger, d'après les fragmens qui nous reſtent de leurs écrits, & ſur-tout d'après l'ouvrage de RUFUS D'EPHÈSE, n'avoient qu'un très-petit nombre de noms pour quelques muſcles, & il paroît qu'ils ſe bornoient à les connoître ſans les nommer. GALIEN qui recueillit tout ce qu'avoient dit ſes prédéceſſeurs, qui ſouvent y ajouta, décrivit les muſcles avec plus d'exactitude qu'on n'avoit encore fait; il rapporte bien quelques noms qui leur avoient été donnés par ſes prédéceſſeurs ou ſes contemporains, mais lui-même ne leur en donne aucun particulier; ainſi, en parlant du muſcle qui occupe la partie ſupérieure du bras, que les grecs nomment *épomida*, il ſe contente de dire que quelques uns l'appellent *deltoïde* : ſur la face dorſale du thorax, on voit, dit-il, un muſcle large à-peu-près triangulaire & ſemblable à un *trapèſe*. A l'abdomen, il compte quatre paires de muſcles, les décrit, mais ne les diſtingue pas par des noms particuliers; il ſe contente de faire obſerver que la première ou extérieure eſt compoſée de fibres qui deſcendent obliquement; la ſeconde paire, ſituée au-deſſous de la première, a ſes fibres obliques, mais montantes ; il compte pour troisième paire ou conjugaison ces muscles droits qui de la poitrine s'étendent au pubis ; & il nomme la quatrième paire, celle qui a ses fibres transversales. C'est ainsi que GALIEN décrit le plus grand nombre des muscles ; il observe leurs attaches, leur position, marque leur direction, indique souvent leurs usages, mais ne suit d'autre ordre que celui de la proximité, de la dissection, & il ne leur donne aucun nom particulier ; il les distingue seulement par les noms de *premier*, *second* ; & vraisemblablement il attachoit peu d'importance à cette distinction numérique, car elle n'est pas toujours la même dans ses ouvrages.

Au renouvellement des sciences en Europe, les médecins puisèrent leurs premières connoissances anatomiques dans les écrits de GALIEN ; mais bientôt ils les augmentèrent en consultant la nature, en établissant d'une manière plus précise, l'ordre, la division des parties ; mais en général ils se bornoient à distinguer les muscles par des noms numériques. Cette méthode qui paroît d'abord plus simple que celle des modernes, n'étoit pas moins embarrassante ; en effet, tel muscle que VESALE nomme le *septième du bras*, étoit suivant l'ordre de

COLUMBO le *sixième*, & VIDIO VIDI le compte le *cinquième*.

Les défauts de cette méthode, ses inconvéniens pour l'étude, étoient trop frappans pour n'être pas promptement sentis. On chercha donc à substituer à cet ordre numérique, toujours variable, des dénominations particulières à chaque muscle; mais au lieu de fonder ces dénominations sur un caractère propre & constant, au lieu d'établir une base sur laquelle puissent se reposer la mémoire & l'esprit, au lieu de suivre un plan uniforme qui, embrassant le règne animal dans son entier, pût s'appliquer aux différentes espèces, on se borna à l'observation du corps humain, on admit indistinctement toutes les considérations résultant de la forme, de la figure, de la situation, de la composition, de la direction des usages, &c..... on emprunta à l'aventure des noms de tous les côtés. Le caprice, le préjugé, la prétention même en ajoutèrent souvent de nouveaux, & on composa ainsi la nomenclature anatomique d'une longue série de noms singuliers, bizarres, & d'une multitude de synonymes souvent plus bizarres encore.

Les anatomistes modernes ont bien senti les défauts de la nomenclature qu'ils employoient;

tous ont ſenti le beſoin, l'importance de perfectionner, de réformer la langue anatomique, & cependant aucun n'a entrepris cet ouvrage, ſoit comme dit WINSLOW (*trait. des muſc. article 38.*), *pour ne pas affecter ou paroître affecter la nouveauté*, ſoit comme l'avance LIEUTAUD (*édit. de Port. tom. 1, pag. 116*), *pour éviter la confuſion dans laquelle un nouveau langage pourroit jetter les commençans*, ſoit enfin comme le penſoit TARIN (*introd. p. 43*), *que, quoique le mal ſoit grand, le remède qu'on y apporteroit ſeroit encore pire;* c'eſt-à-dire, comme lui-même l'explique ailleurs, *pour ne pas augmenter les difficultés qui d'elles-mêmes ſont déjà aſſez grandes*. De telles raiſons paroîtront peu plauſibles, peut-être même fort étranges à qui voudra bien réfléchir. En effet, peut-il ſe trouver quelque conſidération aſſez preſſante pour engager à perpétuer une erreur, lorſqu'elle eſt reconnue, pour engager à ſuivre opiniâtrément, & à indiquer une route évidemment longue, ſcabreuſe & ſouvent infidelle, tandis qu'on en apperçoit une plus courte, & qui conduit d'une manière moins pénible & plus sûre au but? La crainte de paroître affecter la nouveauté vous arrête; elle vous obligeroit donc à conſerver les abus parce qu'ils ſont anciens ; à taire une vérité qui n'aura pas encore été dite ; mais non, je rends plus de justice au grand homme dont je combats ici les expressions. Instruits des progrès & des variations que la science avoit éprouvés successivement, il avoit vu presque tous les écrivains ajouter à la longue série des mots déjà adoptés, quelqu'interpétation nouvelle ; il avoit vu qu'au lieu d'établir un principe pour réformer les abus, chacun n'avoit suivi d'autre guide que ses préjugés, ses opinions ; & il avoit senti que toutes ces dénominations abitraires, en donnant à la science un air de nouveauté, ne servoient qu'à rallentir sa marche & à rendre l'étude plus pénible ; d'après cela, il s'est arrêté ainsi que TARIN & LIEUTAUD *pour ne pas augmenter les difficultés*, ou *pour éviter la confusion dans laquelle un nouveau langage pourroit jetter les commençans* ; mais ce prétexte est plus spécieux que solide ; sans doute la confusion est dans les travaux de l'esprit humain, l'écueil le plus redoutable, l'obstacle le plus grand à la solidité & aux progrès des connoissances, elle forme les principales difficultés de l'étude ; elle les entretient, les défend contre les efforts de la raison & les perpétue d'âge en âge ; mais observons-le bien, cette confuſion dont on ſe plaint à ſi juſte titre dans l'anatomie, cette confuſion qui fait les difficultés de l'étude conſiſte uniquement ou du moins principalement dans la multitude, la variété des méthodes de diviſions, des dénominations fauſſes & impropres; dans l'uſage des expreſſions obſcures, équivoques, indéfinies ou malentendues, des comparaiſons bizarres, trop éloignées de l'objet, & incapables d'en rappeller l'idée à l'eſprit; enfin, elle dépend eſſentiellement du défaut d'un principe pour le choix & l'application des dénominations.

Dans les ſciences naturelles, on ne doit jamais être indifférent ſur la route qu'on ſuit pour les acquérir; ſi les premiers pas qu'on fait dans la carrière ſont mal aſſurés, s'ils ne ſont pas dirigés vers le but, ſouvent ils en éloignent ou ne conduiſent qu'à une plage vague & ſtérile: ſans doute on n'héſitera pas à convenir qu'on ne doit jamais préſenter aux commençans que des idées ſimples, claires, préciſes, & ſur-tout toujours conformes à la nature, à la diſpoſition des objets; mais remarquons-le bien, les mots ſont les ſignes repréſentatifs des idées; ils les tranſmettent à l'eſprit; ils en conſervent l'impreſſion à la mémoire; & ſi les dénominations généralement employées sont vagues, indéfinies, arbitraires, contraires aux acceptions les plus communes; quelles impressions pourront-elles faire sur l'esprit des commençans? Comment une dénomination obscure, bizarre, quelquefois opposée à ce que les sens indiquent, pourra-t-elle porter la clarté, la précision, la vérité? Et pense-t-on qu'elle puisse laisser une impression durable? N'est-ce pas montrer la vérité en la barbouillant des couleurs de nos préjugés. Il est donc nécessaire pour les commençans de supprimer, de réformer toutes ces dénominations vicieuses si fréquentes dans la langue anatomique; & loin de craindre avec TARIN & LIEUTAUD, que cette cette réforme puisse augmenter les difficultés ou porter la confusion, nous pensons au contraire que c'est le moyen le plus certain d'en prévenir les suites fâcheuses, d'assurer les progrès des commençans, puisqu'ils sont nécessairement la suite de la clarté des idées, de la facilité de leur impression; enfin, c'est le moyen de hâter la marche de la science.

Pour l'homme instruit & continuellement exercé, toute dénomination est à-peu-près indifférente; l'habitude de voir les organes, d'en tracer la description, a gravé dans son esprit un tableau indépendant des noms; mais pour parvenir à ce point, que de difficultés il a fallu ſurmonter ! Combien de fois il a fallu revenir ſur ſes pas, revoir, examiner les objets pour les dépouiller de cette infinité d'enveloppes dont les ont couverts l'ignorance, le préjugé & le caprice ! Que de temps, que d'efforts il a fallu employer pour graver dans la mémoire des noms que l'eſprit rejette ſans ceſſe, parce qu'ils préſentent une idée contraire à la diſpoſition réelle ! Et malgré ſes travaux, combien de fois encore ne s'apperçoit-il pas de la gêne, de l'obſcurité que jettent dans les deſcriptions les dénominations impropres ! La vérité eſt plus frappante, lorſqu'elle paroît dans tout ſon éclat : d'ailleurs, le temps qu'il emploie à l'étude des mots ſeroit conſacré à des recherches propres à reculer les limites de la ſcience. La réforme des mots, néceſſaire pour les commençans, eſt donc utile encore à l'homme inſtruit, avantageuſe pour la ſcience même : tous doivent y gagner, aucun ne peut y perdre ; & comme diſoit BERGMAN, *ceux qui ſavent déjà entendront toujours ; ceux qui ne ſavent pas encore entendront plutôt.*

Maîtriſés par l'exemple, entraînés par la foule & l'habitude, nous ſuivions la route longue, pénible & ſcabreuſe tracée par nos prédéceſſeurs, lorſqu'en 1782 M. DE MORVEAU, après avoir jetté un coup-d'œil philoſophique ſur l'état de la chimie, conçut & exécuta le plan de réformer toutes les dénominations arbitraires dont cette ſcience étoit ſurchargée, & leur ſubſtitua une nomenclature méthodique. Les chimiſtes les plus diſtingués ſentirent le beſoin, l'importance de cette réforme & n'héſitèrent pas à l'adopter dans leurs écrits, à l'introduire dans leurs leçons. Ce fut principalement dans le laboratoire de l'académie, & dans les cours publics de chimie qui s'y font chaque année, que l'on ſe convainquit combien cette nouvelle méthode nominale étoit propre à faciliter, aſſurer les connoiſſances, & prévenir les opinions arbitraires, les explications hypothétiques qui toujours retardent la marche de la ſcience & nuiſent à la juſteſſe de l'eſprit. Témoins chaque jour de ces avantages, nous n'avons pu nous refuſer à l'évidence, nous avons naturellement été conduits à appliquer à l'anatomie les réflexions ſages & judicieuſes que M. DE MORVEAU avoit faites ſur la chimie; on penſe bien qu'il ne nous fut pas difficile de reconnoître les vices nombreux de la langue anatomique; dès-lors

lors, nous travaillâmes à les réformer; mais pour le faire avec avantage, il faut trouver un principe ſimple, invariable, indépendant des opinions & des préjugés; & ce principe une fois admis, il faut le ſuivre conſtamment pour le choix & l'application des dénominations.

Chaque ſcience a ſon objet particulier, ſa manière de l'enviſager; & par une ſuite néneſſaire, pour tranſmettre ſes idées, ſes obſervations, chaque ſcience doit avoir des expreſſions propres dont l'enſemble conſtitue ſa langue; mais pour être juſtes, convenables, les expreſſions doivent rappeller à l'eſprit les cacaractères qu'il importe le plus de ſaiſir, & par conſéquent elles doivent être puiſées dans la nature même de l'objet. Pour connoître les loix de l'affinité, les propriétés générales & particulières des corps inertes, le chimiſte conſidère principalement les ſubſtances qui entrent dans leur compoſition; ainſi, ſa nomenclature doit être fondée ſur les ſubſtances compoſantes.

Pour parvenir à la connoiſſance de l'organiſation animale, des loix que la nature ſuit dans la ſtructure & l'action des êtres organiſés, l'anatomiſte eſt obligé de les conſidérer ſous deux points de vue différens, il conſidère d'abord la partie matérielle de l'organisation, examine la forme, la ſituation, la diſpoſition, la ſtructure des différentes parties dont le corps animal eſt compoſé; & comme toutes ces parties ont entr'elles des rapports, comme toutes concourent à un centre commun d'actions, il s'attache principalement à ſaiſir ces connexions, ces rapports; ainſi, c'eſt ſur cette baſe que doit être fondée toute ſa nomenclature: mais en même temps il faut obſerver que l'anatomie embraſſant le règne animal tout entier, ſes dénominations ne doivent pas être l'expreſſion d'une diſpoſition propre & particulière à une ſeule eſpèce; mais autant qu'il eſt poſſible, elles doivent être fondées ſur des caractères généraux, communs à toutes les eſpèces, ou du moins qui puiſſent s'appliquer au plus grand nombre. Cependant comme l'organiſation de l'homme eſt la plus parfaite, comme elle ſert de baſe à l'étude; comme elle eſt un type auquel on rapporte & on compare la ſtructure des autres animaux, les dénominations doivent toujours être fondées ſur la conformation du corps humain, & doivent toujours lui convenir.

Ne pouvant ſaiſir d'un coup-d'œil l'étendue, l'enſemble des objets, l'homme a été obligé de créer des méthodes, d'imaginer des divisions artificielles qui, en reposant la mémoire, pussent ramener l'attention au point où elle s'étoit arrêtée; ainsi, on a partagé l'étude anatomique en cinq branches principales, que l'on parcourt successivement avant d'examiner l'ensemble & de considérer l'action générale résultant de tous les organes particuliers.

L'ostéologie est, avec juste raison, la première branche de l'étude anatomique. Les os servent de base, de soutien à toutes les parties molles, & ils fournissent des attaches à plusieurs. Leur assemblage détermine la forme de l'animal, l'étendue, la variété de ses mouvemens; enfin, c'est d'après la disposition des os que l'on peut établir avec précision la division du corps, en faces & en régions. Ainsi ils doivent être considérés, nous ne dirons pas comme les parties les plus simples, mais comme les parties fondamentales sur lesquelles reposent toutes les autres, & par conséquent comme les plus propres à fournir un point fixe pour indiquer & connoître la situation des autres parties. Il importe donc d'apporter la plus grande attention dans le choix & l'application des dénominations que l'on admet pour désigner les os, leurs éminences & cavités qui ont le plus de rapport aux parties molles. La plupart des anatomistes ont décrit avec soin la configuration des os; quelques-uns s'y sont attachés avec une exactitude minutieuse & fatigante; mais très-peu ont été attentifs sur le choix des dénominations. En effet, nous voyons que presque tous les os ont reçu successivement différens noms, & il n'en faut conserver qu'un seul; quelques-unes de leurs éminences qu'il convient de remarquer, n'ont pas été distinguées par des noms particuliers, & d'autres éminences également remarquables, ont reçu des noms impropres ou capables d'induire en erreur; ainsi, l'examen que nous avons fait de cette branche de l'anatomie, nous a présenté beaucoup à élaguer, quelque chose à réformer, mais très-peu à ajouter.

Ce premier pas fait, nous avons passé à la myologie; là nous avons trouvé l'obscurité, la confusion, & même la bizarrerie la plus grande dans les dénominations; cependant en considérant que chaque muscle a toujours deux points d'attaches distincts & opposés, que l'on désigne communément sous les noms d'*origine* & d'*insertion*, il nous a paru que l'on pouvoit facilement leur trouver une dénomination juste, invariable, indépendante des opinions & des préjugés, par un nom composé, qui exprimât en même temps ces deux points d'attaches. Pouvions-nous ne pas nous arrêter à ce principe, en remarquant que quelques muſcles ont été ainſi nommés par les anciens anatomiſtes? Et tandis qu'on varioit ſans ceſſe ſur les noms particuliers aux autres muſcles, ceux-ci ont toujours conſervé leurs dénominations premières, parce qu'elles ſont en quelque ſorte l'analyſe, la deſcription abrégée de la partie, & qu'ainſi elles ſont les moins ſuſceptibles d'erreur. Nous ajouterons que ce principe, une fois admis & appliqué à tous les muſcles, il ſuffira de ſavoir les nommer pour connoître & pour n'oublier jamais leur ſituation, leurs attaches, & même leurs uſages. « Auſſi, comme » le diſoit DEIDIER, bien loin que ce qu'on » appelle la petite myologie, ſoit ce qu'on » croit le plus difficile, c'eſt ce qui me paroît » le plus aiſé à retenir, pouvu qu'on veuille » ſe rendre ces noms familiers ».

Le plus grand nombre des nerfs, des vaiſſeaux, a reçu des noms, relativement à leur ſituation, à leur diſtribution, & nous avons eu peu de changemens à faire aux dénominations généralement adoptées pour les trois dernières branches de l'étude anatomique.

Nous avions raſſemblé toutes nos obſervations ſur les différentes branches de l'anatomie, dans un ouvrage préſenté il y a près d'un an, à l'académie. Des circonſtances particulières en ont fait différer la publication; nous héſitions encore, parce que, depuis ce temps, M. VICQ D'AZIR avoit annoncé qu'il s'occuperoit à réformer la langue anatomique. Aujourd'hui nous cédons à la ſollicitation de pluſieurs perſonnes qui ſuivent nos cours; mais nous nous bornons à donner ſeulement un extrait de notre traité des muſcles. Après avoir rapporté les noms actuellement adoptés, nous préſentons le nom nouveau qui nous a paru le plus convenable, & nous indiquons en peu de mots les attaches principales de chaque muſcle. Nous avions recueilli avec ſoin dans un ouvrage plus conſidérable, les différentes dénominations employées ſucceſſivement par les écrivains, ce qui formoit une ſynonymie fort étendue, & dont le rapprochement nous paroiſſoit commode pour l'intelligence des auteurs anciens; mais pour éviter la prolixité, & principalement pour faire ſentir l'abus de la multitude des dénominations, nous nous ſommes bornés à quelques exemples pris dans les ouvrages que l'on parcourt le plus communément; enfin, pour donner une idée complette de notre méthode de nomenclature, & des principes qui nous ont dirigés, nous avons ajouté en note quelques détails sur l'ostéologie.

Depuis plus de trois ans que nous suivons cette nouvelle méthode nominale dans nos cours publics, nous avons eu bien des occasions de nous convaincre combien elle étoit avantageuse. Plusieurs fois, après avoir exposé les généralités sur les muscles, & les principes de leur dénomination, nous avons démontré trois ou quatre muscles de suite, indiqué leur situation, leurs attaches, leurs usages, mais sans leur donner aucun nom, comme s'il échappoit à notre mémoire, ou en nous bornant simplement aux dénominations ordinaires; cependant, toujours nous avons vu les auditeurs attentifs, y suppléer sur-le-champ; & ceux qui, la plume à la main, suivoient nos leçons, ne manquoient jamais de trouver aussitôt & d'écrire le nom propre & convenable au muscle, quoique personne ne l'eût prononcé; & souvent nous nous en sommes convaincus en examinant, après la séance, les notes qui avoient été faites pendant notre démonstration.

D'autres fois nous avons chargé pendant notre absence, des jeunes élèves peu au fait de la diſſection, de nous préparer quelques muſcles pour ſervir aux démonſtrations ſuivantes; & ſi, ſous prétexte de faciliter leur travail, nous leur mettions entre les mains un traité d'anatomie, ils avoient, malgré leur attention à lire & à conſulter la deſcription, beaucoup de peine à trouver les muſcles, ſouvent même ils n'y réuſſiſſoient pas, ou en confondoient pluſieurs enſemble; enfin, la préparation n'étoit pas faite ou étoit altérée. Au contraire, quand nous écrivions ſimplement, mais conformément à notre nomenclature, le nom des muſcles que nous déſirions, alors ces jeunes élèves les trouvoient ſur-le-champ & faiſoient la diſſection aſſez bien, quoiqu'elle ne leur eût pas été montrée; enfin, lorſque, pour nous aſſurer des progrès des jeunes élèves, nous leur avons fait quelques queſtions, nous les avons trouvés embarraſſés lorſque nous nous bornions à leur demander, ſuivant la dénomination ordinaire, la poſition, les attaches & les uſages de tel ou tel muſcle. Par exemple, ſi je demande à un jeune homme, quelles ſont les attaches & l'action du muſcle *grand dorſal*, ſouvent il héſite à répondre, même après avoir ſuivi un ou deux cours ſous les profeſſeurs les plus célèbres, même après avoir lu les meilleurs élémens d'anatomie. Ce nom de *grand dorſal* ne lui rappelle qu'une poſition ſur le dos; mais ſi, conformément aux principes de notre nomenclature, je nomme le muſcle *lombo-huméral*, ſur le champ le jeune homme le moins attentif répond que ce muſcle s'étend des épines lombaires à l'humérus; qu'ainſi il agit ſur le bras, & par conſéquent l'abaiſſe lorſqu'il eſt élevé, &c.... Que je demande à un étudiant qu'eſt-ce que le muſcle *droit?* S'il eſt inſtruit, à coup ſûr, il eſt fort embarraſſé; car il y a beaucoup de muſcles qui portent ce nom; l'embarras diminue, ſi je ſpécifie le muſcle *droit du bas-ventre*. Cependant la réponſe eſt encore difficile, & ſouvent peu ſatisfaiſante; au contraire, que je demande l'étendue, la ſituation, l'action & les uſages du muſcle *ſterno-pubien*, l'élève le moins attentif, celui qui a ſeulement ſuivi un cours d'oſtéologie, celui qui ſait ſeulement le nom des os, répond auſſitôt, & il y eſt néceſſité par le nom même, que ce muſcle s'étend du ſternum au pubis, & par conſéquent qu'il eſt long, qu'il occupe & forme la partie moyenne des parois abdominales; enfin, comme il ſait que les muſcles n'agiſſent qu'en ſe contractant, il en conclut, ſans crainte de ſe tromper, que ce muſcle doit rapprocher le ſternum & le thorax du baſſin ; & ſuivant quelques circonſtances, il doit fléchir le baſſin ſur le thorax, &c.... il en ſera de même pour tous les autres muſcles. De tels eſſais peuvent être facilement répétés par tous les profeſſeurs d'anatomie, & ils leur prouveront ſans doute combien cette nouvelle méthode nominale eſt commode pour l'étude, la diſſection, & favorable à la mémoire.

Cependant, malgré ces avantages ſi faciles à ſentir, nous avons entendu quelqu'un, ſur le titre ſeul de cet ouvrage, élever la voix contre notre méthode, & ſans avoir examiné le plan ni l'exécution, ne pas héſiter à la taxer d'innovation dangereuſe ; mais comme il faut toujours un prétexte apparent pour cacher le motif réel qu'on n'oſeroit avouer, il allégua qu'en adoptant une telle innovation, il faudroit brûler tous les livres anciens, ou renoncer à les lire, parce qu'ils ſeroient inintelligibles. Pour diſſiper une telle frayeur & prévenir de ſemblables objections, il ſuffira de remarquer que les gens inſtruits liſent encore avec fruit, & entendent ſans peine les ouvrages de G. FALLOPIA, de COLUMBO, de VESALE, & même ceux de GALIEN, quoique chacun de ces anatomiſtes ait adopté pour la deſcription des muſcles, des noms numériques, & ait ſuivi un ordre ſouvent très-différent pour la manière de les compter & de les diviſer; mais une déclamation auſſi marquée, un prétexte auſſi frivole, ne méritent pas une plus longue réponſe.

D'autres, en convenant des avantages de nommer les muſcles par l'expreſſion de leurs attaches, nous reprocheront peut-être d'avoir été peu ſévères ſur le choix, & d'avoir allié dans une même dénomination, un mot primitivement dérivé du grec, & un autre dérivé du latin (1). Nous n'avons pu commencer cet ouvrage ſans en faire nous-mêmes la remarque; mais il nous a paru que ces mots ne devoient plus être conſidérés d'après leur origine, qu'ils étoient devenus par l'uſage, des expreſſions techniques, entièrement, uniquement propres à la langue anatomique, & na-

---

(1) On peut voir, tome 1er. du dictionnaire de chimie de l'encyclopédie méthodique, page 646, comment M. de Morveau réfute cette objection par une foule d'exemples pris des meilleurs écrivains, & par l'autorité même de Cicéron, qui dit préciſément qu'un mot emprunté du grec par les latins, n'eſt pas du grec : *ſi quidem nos non quaſi græcè loquentem audiamus. De naturâ deorum.* L. II.

turalifées par l'adoption unanime qui en a été faite par les anatomiftes de tous les pays. Emploieroit-on jamais des noms compofés, fi on vouloit apporter une attention fcrupuleufe à n'affocier que des mots qui appartinffent inconteftablement & exclufivement à une même langue? Tous ces mots qui nous paroiffent d'une origine grecque ou latine, parce que nous les retrouvons dans le vocabulaire de ces peuples, ne dérivent-ils pas eux-mêmes d'une langue plus ancienne, & dans laquelle les étymologiftes découvrent leurs racines?

La prévention qui trouve toujours des raifons fpécieufes contre toute innovation utile, ne manquera pas de faire, contre notre méthode, bien d'autres objections que je ne puis prévoir. La nomenclature chimique, propofée par M. DE MORVEAU, perfectionnée par le concours des chimiftes les plus diftingués de la capitale, n'a pas été à l'abri des objections, & même de déclamations dans lefquelles le perfiflage a pris quelquefois la place de la difcuffion, mais cela n'a pas empêché (1) les pro-

---

(1) La nouvelle nomenclature chimique eft fuivie depuis deux ans dans les cours publics du Jardin du Roi & du Lycée à Paris, où M. *de Fourcroy* l'a in-

grès d'une innovation devenue néceſſaire, & dont la génération qui entre ſans préjugés dans la carrière, ſent déjà tous les avantages.

Je dois donc attendre des objections de tout

---

troduite ; M. *le Fevre de Gineau* la ſuit dans ſes cours de phyſique au collège royal ; M. *Teſſié du Cloſeau*, dans ſon cours de chimie à Angers ; M. *Sehurer* vient de ſoutenir à Strasbourg un acte public, ſous la préſidence de M. le profeſſeur *Hermann*, ſur l'analyſe de l'air, dans lequel il l'adopte excluſivement ; en Suède, M. le profeſſeur *Gadolin* en a fait la matière d'une diſſertation académique, dédiée à MM. de Morveau, Lavoiſier, Berthollet & de Fourcroy, *ut nutui ipſorum obſequeretur ;* il n'en excepte que quelques termes, qui ſont déterminés par des points de théorie, ſur leſquels il n'a encore pris aucun parti ; en Eſpagne, M. *Melchior de Guardia* a publié une traduction des élémens de chimie, de l'académie de Dijon, pour ſervir aux cours que l'on fait à Madrid, & dans laquelle il a ſubſtitué la nouvelle nomenclature ; cette nomenclature a été publiée en anglois, par M. *de Saint-John ;* le *collège des médecins de Londres* a proſcrit, dans la nouvelle édition de ſa pharmacopée, la plupart des anciennes dénominations des ſels, & les a remplacées par des noms formés ſur les mêmes principes ; enfin, le Dr. *Swediaur*, dans le dernier ouvrage de médecine qu'il a publié, déclare préciſément qu'il adopte la nomenclature de M. de Morveau, pour toutes les préparations chimiques.

genre. Je ſuis d'ailleurs fort éloigné de me faire illuſion ſur mon travail ; quoique les principes qui ſervent de baſe à la nomenclature, me paroiſſent inconteſtables, puiſqu'ils ſont dans la nature ; quoique le plan adopté me paroiſſe convenable, l'exécution peut ſans doute être perfectionnée ; mais pour parvenir à ce point, pour opérer une réforme utile dans la langue anatomique, & qui ſoit généralement adoptée, il faut peut-être le concours des anatomiſtes les plus diſtingués ; je me borne donc à déſirer que cet eſſai puiſſe réveiller leur attention ſur cet objet, & les engager à préſenter une méthode plus commode & plus avantageuſe ; ainſi, loin de redouter les diſcuſſions, je les ſollicite pour les progrès de la ſcience. La voix douce de l'homme ſage & tranquille qui aime véritablement ſon art, qui ne diſcute que pour tâcher d'en reculer les limites ou d'en applanir la route, eſt toujours entendue ; elle pénètre mon cœur ; elle gagne mon eſprit ; j'écouterai avec attention ſes remarques, je recueillerai avec ſoin ſes objections, & j'en profiterai avec reconnoiſſance pour la ſuite de mon travail ; quant aux déclamations dictées par la prévention, l'ignorance ou la méchanceté, elles ne méritent aucune attention ; elles tombent d'elles-mêmes; je ne m'arrête ni à les écouter ni à y répondre; j'en ai donné la preuve, & j'en contracte de nouveau l'engagement public.

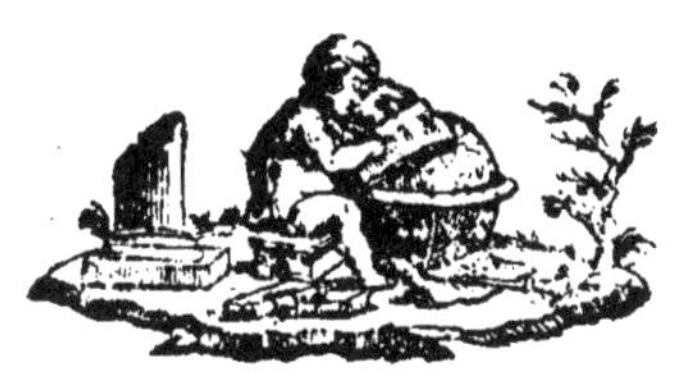

Extrait des regiſtres de l'Académie des Sciences, Arts & Belles-Lettres de Dijon.

Séance du 22 Janvier 1789.

M. Enaux qui avoit été chargé, avec M. Hoin, de l'examen de deux ouvrages de M. Chauſſier, dont l'un a pour titre : *obſervations ſur un cas extraordinaire de la rupture de l'utérus*, traduites de l'anglois, de Douglas, & l'autre : *expoſition ſommaire des muſcles du corps, ſuivant l'ordre & la dénomination adoptés au cours public d'anatomie*, en a fait le rapport.

Ce rapport oui, l'Académie a permis à M. Chauſſier d'imprimer ces deux ouvrages ſous ſon privilège, & de prendre au frontiſpice le titre d'Académicien.

Je certifie le préſent extrait conforme au regiſtre. Fait à Dijon le 23 Janvier 1789. *Signé*, Caillet, Secrétaire de l'Académie.

EXPOSITION

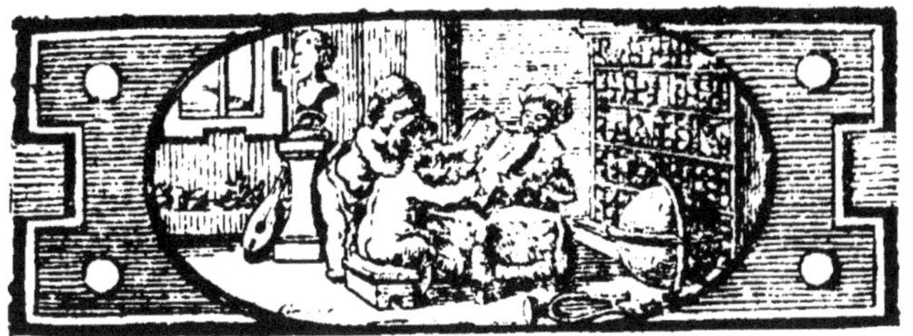

EXPOSITION SOMMAIRE DES MUSCLES DU CORPS HUMAIN,

SUIVANT l'ordre & la dénomination adoptés au Cours public d'Anatomie de Dijon.

§. I. *Muscles qui forment les parois de la cavité abdominale.*

CES muscles, que l'on nomme ordinairement les muscles du bas ventre, sont au nombre de dix, cinq de chaque côté. Il importe d'observer que les six premiers, larges, minces, disposés par couches les uns au dessus des autres, forment principalement l'enceinte flexible de l'abdomen. Ces muscles, qui sont fort étendus, produisent chacun une aponévrose, dont les fibres, en se rencontrant, ſe joignent, s'entrelacent, ſe réuniſſent d'une manière très-ſerrée, & forment ainſi une ligne *blanche*, qui, de l'appendice ſternale, s'étend directement à la ſymphyſe du pubis. Cette ligne, que nous nommons *ligne médiane de l'abdomen*, doit être conſidérée comme un point commun d'attaches, & vers lequel ſe dirige principalement tout l'effort de contraction de ces muſcles.

[1]

Nom ord. Le muſcle oblique deſcendant, le grand oblique, oblique ſupérieur ou externe du bas ventre; les tranſverſaux ſupérieurs, P. DE ABANO.

Nom nouv. Coſto-abdominal.

Attaches. Des trois plus grandes côtes ſternales & des cinq vertébrales, par des dentelures légèrement tendineuſes à leurs extrémités, & dont les fibres charnues ſe dirigent obliquement -- à toute la ligne médiane de l'abdomen, à l'épine du pubis, de l'ilium, enfin à toute la crête de l'ilium. Ce muſcle forme la première couche des parois abdominales, & il ſe détache de la ligne médiane, ſur-tout entre l'ombilic & le pubis, beaucoup de filets aponévrotiques, qui ſe perdent au tiſſu cellulaire & à la peau des parties génitales & des aines.

[2]

Nom ordin. L'oblique aſcendant, le petit oblique, l'oblique inférieur ou oblique interne du bas ventre; les tranſverſaux inférieurs, P. DE ABANO.

Nom nouv. Ilio-abdominal.

Attaches. Des épines du ſacrum, & des trois grandes vertèbres des lombes, par un feuillet aponévrotique fort mince, mais principalement de toute la crête de l'ilium, par des fibres charnues, un peu tendineuſes à leur extrémité, qui ſe portent obliquement -- à la petite côte vertébrale, au contour cartilagineux des autres côtes vertébrales, enfin à toute la ligne médiane de l'abdomen, par une aponévroſe qui ſe partage en deux feuillets, & forme ainſi une gaine au muſcle ſterno-pubien.

[3]

Nom ord. Le muſcle tranſverſal ou le tranſverſe du bas ventre; les latitudinaux, P. DE ABANO; les muſcles larges, de BERENGER DE CARPI.

Nom nouv. Lumbo-abdominal.

Attaches. Des traverſes lombaires, par une aponévroſe; de la crête de l'ilium, de l'arcade crurale, & du bord cartilagineux des côtes, par des fibres charnues & dirigées en travers -- à l'appendice ſternale, à toute la ligne médiane de l'abdomen. Ce muſcle forme la troiſième couche des parois abdominales.

[4]

Nom ord. Le muſcle longitudinal ou droit du bas ventre.

Nom nouv. Sterno-pubien.

Attaches. De la partie inférieure du ſternum, de ſon appendice, & des cartilages des trois grandes côtes ſternales -- à la partie ſupérieure du pubis, par un tendon court & épais. Ce muſcle, enfermé en grande partie dans la gaine formée par l'aponévroſe de l'ilio-abdominal, a des interſections tendineuſes fort remarquables; il forme la portion moyenne & charnue des parois abdominales.

[5]

Nom ord. Le triangulaire de l'os pubis ou du pénil, l'acceſſoire, le ſuccenturier ou le pyramidal du bas ventre.

Nom nouv. Pubio-ombilical.

Attaches. De la partie antérieure & ſupérieure du pubis, par des fibres tendineuſes fort courtes - à la ligne médiane, du côté & au deſſous de l'ombilic, par une extrémité tendineuſe angulaire. Ce petit muſcle, ſéparé du ſterno-pubien par une lame aponévrotique, eſt enfermé dans une gaine particulière, produite par le feuillet antérieur de l'ilio-abdominal : ce muſcle manque quelquefois; mais alors l'ilio-abdominal paroît plus fort, plus épais à ſa partie inférieure.

§. II. *Muſcles qui recouvrent les parties antérieures & latérales de la poitrine, que nous nommons* face ſterno-coſtale.

[1]

Nom ord. Le pentagone, le pectoral ou le grand pectoral; le premier muſcle du bras, VESAL.

Nom nouv. Sterno-*clavio*-huméral (*a*). *

---

* Voyez les notes à la fin de cet ouvrage; &, comme elles ſont eſſentielles pour l'intelligence de l'attache des

Attaches. Du ſternum & de la clavicule--à l'humérus. Le tendon de ce muſcle fournit quelques filamens qui ſe perdent dans le tiſſu cellulaire de l'aiſſelle.

[2]

Nom ord. Le ſouſclavier ; le premier muſcle du thorax , VESAL.

Nom nouv. Coſto-claviculaire.

Attaches. De la première ou petite côte ſternale--à la face coſtale, & à l'extrémité acromienne de la clavicule.

[3]

Nom ord. Le petit dentelé, le petit dentelé antérieur ou le petit pectoral; le premier muſcle de l'épaule, VESAL; le ſecond muſcle de l'épaule, COLUMB.

Nom nouv. Coſto-coracoïdien.

Attaches. Des 2e. 3e. 4e. & 5e. côtes ſternales-au bec coracoïdien, par un tendon applati.

[4]

Nom ord. Le grand dentelé; le ſecond muſcle du thorax, VESAL.

Nom nouv. Coſto-*baſi*-ſcapulaire.

Attaches. Des côtes, à la baſe du ſcapulum; ſavoir, de la partie antérieure des ſept côtes ſternales, & de la première des côtes vertébrales, par des digitations angulaires & charnues--à

---

muſcles, il convient de les lire avant le paragraphe où elles ſont indiquées.

l'angle cervical & à la lèvre interne de toute la baſe du ſcapulum.

§. III. *Muſcles qui recouvrent les lombes, la face ſpinale du thorax, & qui ont leur inſertion au ſcapulum (b), à l'humérus ou aux côtes.*

[1]

Nom ord. Le capuchon ou le trapèze ; le chaperon de moine, ETIENNE DE LA RIVIÈRE ; le ſecond muſcle de l'épaule, VESAL ; le premier muſcle de l'épaule, COLUMB.

Nom nouv. *Occipiti*-dorſo-ſus-acromien.

Attaches. De l'arcade ſus-occipitale, du ligament cervical, & de toutes les épines dorſales -- au bord ſus-acromien.

[2]

Nom ord. Le rhomboïde, le lozenger, le muſcle rhomboïde de l'omoplate, le grand & le petit rhomboïde de quelques Anatomiſtes ; le quatrième muſcle de l'épaule, VESAL.

Nom nouv. Dorſo-*baſi*-ſcapulaire.

Attaches. Des épines des quatres vertèbres ſupérieures du dos, de l'épine cervicale de la dernière vertebre du cou, par un plan tendineux -- à la baſe du ſcapulum.

[3]

Nom ord. L'angulaire, dit communément le releveur propre de l'omoplate ; le muſcle de patience, SPIGEL ; le troiſième muſcle de l'épaule, VESAL ; les 3e. 4e. 5e. & 6e. muſcles de l'omoplate, qui ſont lévateurs, CABROL.

Nom nouv. Trachelo-scapulaire.

Attaches. Des apophyses trachéliennes, ou transverses des quatre vertèbres supérieures du cou -- à l'angle cervical du scapulum.

[4]

Nom ord. Le muscle très-large, le très-large du dos ou le grand dorsal; le quatrième muscle du bras, VESAL; le troisieme muscle de l'humérus, VIDVID.

Nom nouv. Lumbo-huméral.

Attaches. De toutes les épines lombaires -- à l'humérus. Le tendon de ce muscle forme le bord dorsal de l'aisselle, & il fournit quelques filamens qui se perdent dans le tissu cellulaire voisin.

[5]

Nom ord. Le rhomboïde postérieur & supérieur du thorax, & plus communément le petit dentelé postérieur & supérieur; le troisieme muscle du thorax, VESAL.

Nom nouv. *Cervici*-dorso-costal.

Attaches. D'une partie du ligament cervical, de l'épine cervicale de la dernière vertèbre du cou, mais principalement des épines des trois premières vertèbres du dos -- aux 2e. 3e. 4e. & 5e. côtes sternales, par des dentelures charnues.

[6]

Nom ord. Le rhomboïde postérieur & inférieur du thorax, le quarré, le quadrangulaire, & plus communément le petit dentelé postérieur & inférieur; le cinquième muscle du thorax,

VESAL ; le quatrième muſcle du thorax, COLUMB.

Nom nouv. Dorſi-lumbo-coſtal.

Attaches. De quelques épines dorſales, mais principalement des lombaires--aux quatre plus petites côtes vertébrales, par des dentelures charnues.

§. IV. *Muſcles ſitués ſur la région ſcapulaire & autour de la tête de l'humérus* (c).

[1]

Nom ord. L'huméral, le muſcle triangulaire du bras ou le deltoïde; le ſecond muſcle du bras, VESAL; le deltoëide ou deltiforme, SPIG.

Nom nouv. Sous-acromio-huméral.

Attaches. De la crête ſous-acromienne--à l'humérus.

[2]

Nom ord. Le muſcle eſpaulier, de PARÉ, & plus communément le muſcle ſus-épineux; le cinquième muſcle du bras, VESAL; le ſeptième muſcle de l'humérus, VIDVID ; le premier des rotateurs de l'humérus, ou ſus-ſcapulaire ſupérieur, SPIG.

Nom nouv. Le petit ſus-ſcapulo-trochitérien.

Attaches. De la petite foſſe ſus-ſcapulaire--à la groſſe tubéroſité de l'humérus, que nous nommons le *trochiter*, par un tendon court & épais, qui fournit beaucoup de filets au ligament articulaire.

[3]

Nom ord. Le muſcle ſus-épaulier, de PARÉ,

ou le muſcle ſous-épineux; le 7ᵉ. des muſcles du bras, VESAL; le 6ᵉ. muſcle de l'humérus, COL. le 5ᵉ. muſcle de l'humérus, VIDVID; le ſecond des rotateurs, ou ſus-ſcapulaire inférieur, SPIG.

Nom nouv. Le grand ſus-ſcapulo-trochitérien.

Attaches. De la grande foſſe ſus-ſcapulaire — au trochiter de l'humérus.

[4]

Nom ord. Le petit rond; le micoſtal d'HABICOT; le compagnon du ſus-épaulier, qui ſemble être un avec le précédent, PARÉ; le rotundus minor ou rondelet, J. GUILL. le 8ᵉ. muſcle de l'humérus, FALLO; le 6ᵉ. muſcle de l'humérus, VIDVID; le 5ᵉ. muſcle du bras, DIEMER; le 9ᵉ. muſcle de l'humérus, de Placentini, ou le petit rond, BROW.

Nom nouv. Le plus petit ſus-ſcapulo-trochitérien (*d*).

Attaches. De la grande foſſe ſus-ſcapulaire-à la troiſième facette du trochiter, par un tendon court & épais, qui, de même que les précédens, eſt fortement collé au ligament articulaire, & y fournit beaucoup de filets. Les Anciens regardoient ces deux muſcles (art. 3 & 4) comme un ſeul & même muſcle; en effet la direction des fibres, les attaches & les uſages ſont les mêmes; d'ailleurs, comme l'obſerve *Guillemeau*, comme le dit expreſſément *Lieutaud*, le petit rond eſt quelquefois ſi intimement uni au ſous-épineux, qu'on a beaucoup de peine à les diſtinguer; mais, depuis *Gab. Fallopio*, l'uſage a prévalu; &, quoique nous conſidérions le petit sus-scapulo-trochitérien comme une appendice du grand, quoique nous pensions que c'est multiplier mal-à-propos le nombre des muscles, sur-tout qnand ils ont même direction, mêmes usages, nous nous conformons ici à la méthode de division généralement reçue.

[5]

Nom ord. Le basset, le propre abaisseur du bras, l'angulaire, & plus communément le grand rond; le 3e. muscle du bras, VESAL; le 4e. muscle de l'humérus, VID.

Nom nouv. Anguli-scapulo-huméral.

Attaches. De la face externe de l'angle costal du scapulum - à l'humérus, par un tendon applati qui fournit plusieurs filamens qui se perdent au tissu cellulaire voisin.

[6]

Nom ord. Le sous-épaulier de Paré, l'enfoncé, le plongé, le porte-feuille, & plus communément le sous-scapulaire; le 6e. du bras, VESAL; le 7e. de l'humérus, COL. le 8e. de l'humérus, VID. le 3e. des rotateurs, ou sous-scapulaire, SPIG.

Nom nouv. Sous-scapulo-trochinien.

Attaches. De toute la fosse sous-scapulaire, par différens faisceaux charnus -- à la petite tubérosité de l'humérus, que nous désignons sous le nom de *trochin*, par un tendon court, épais, & fortement collé au ligament articulaire.

[7]

Nom ord. Le coracoïdien, le mantonier, le

percé ou le perforé de Cassérius, & plus communément coraco brachial.

Nom nouv. Coraco-huméral.

Attaches. Du bec coracoïdien -- à l'humérus.

§. V. *Muscles situés à la partie antérieure ou face palmaire du bras.*

[1]

Nom ord. Le biceps du bras, ou coraco radial; le 1er. des muscles fléchisseurs du cubitus, VES.

Nom nouv. Scapulo-*coraco*-radial.

Attaches. 1°. Du rebord de la cavité glénoïde du scapulum, par un tendon long, applati, enfermé dans la capsule articulaire; 2°. du bec coracoïdien, par un tendon aponévrotique, auquel adhère fortement le petit muscle coraco-huméral -- à la tubérosité du radius, par un tendon rond & court, formant une aponévrose qui se porte sur le bord cubital de l'avant-bras, & donne quelques filamens qui se perdent à la peau & au tissu cellulaire voisin.

[2]

Nom ord. Le brachial, le brachial antérieur, ou brachial interne; le second des fléchisseurs, VESAL.

Nom nouv. Huméro-cubital.

Attaches. De la face palmaire & de la partie moyenne de l'humérus, par des fibres charnues -- au tubercule du cubitus, par un tendon fort, dont il se détache quelques filamens qui se réunissent aux différentes cloisons aponévrotiques de l'avant-bras.

§. VI. *Muſcles ſitués à la partie poſtérieure ou face olecraniène du bras.*

[1]

Nom ord. Le triceps brachial, muſcle qui a été longtemps conſidéré comme trois muſcles diſtincts, ſous les noms de long extenſeur, court extenſeur & brachial poſtérieur ou brachial externe, le grand anconé, l'anconé interne & externe.

Nom nouv. Scapulo-*huméro*-olecranien.

Attaches. 1°. Du bord inférieur de la cavité glénoïde du ſcapulum, par un tendon applati & mi-charnu; 2°. de la partie ſupérieure & de la partie moyenne de l'humérus, face olecraniène, par deux dentelures charnues, angulaires & ſéparées l'une de l'autre -- à la groſſe tubéroſité du cubitus, connue, depuis Hypocrate, ſous le nom d'ancon, & plus ordinairement ſous celui d'olecrane.

§. VII. *Muſcles ſitués à la face interne ou palmaire de l'avant-bras* (*e*).

[1]

Nom ord. Le pronateur ſupérieur, ou l'oblique, ou le rond pronateur; le 3e. des muſcles du radius, VESAL; le 7e. muſcle intérieur de la main, COL. le 2e. des pronateurs, ou le rond, SPIG.

Nom nouv. Epitrochlo-radial.

Attaches. De l'éminence de l'humérus, appellée ordinairement condile interne, condile court ou petit condile, & que nous nommons épitrochlée, par des fibres tendineuſes, courtes, ſouvent auſſi de la partie ſupérieure du cubitus, par une portion tendineuſe, qui ſe porte obliquement – au bord convexe du radius, vers ſa partie moyenne, par un tendon aſſez long, mais accompagné de fibres charnues.

[2]

Nom ord. Le fléchiſſeur ſupérieur du carpe, ou radial interne; le ſecond muſcle du carpe, VESAL; le 3e. muſcle intérieur de la main, COL.

Nom nouv. Epitrochlo-métacarpien.

Attaches. De l'épitrochlée de l'humérus – au ſecond os du métacarpe, face palmaire.

[3]

Nom ord. Le grand palmaire ou palmaire grêle, le cubital grêle, nommé communément long palmaire; le 1er. muſcle intérieur de la main, COL.

Nom nouv. Epitrochlo-palmaire.

Attaches. De l'épitrochlée de l'humérus – au ligament palmaire.

[4]

Nom ord. Le fléchiſſeur des doigts ſublime, le perforé, communément le ſublime; le 1er. muſcle des doigts, VESAL; le 4e. muſcle intérieur de la main, COL.

Nom nouv. Epitrochlo-phalanginien.

Attaches. De l'épitrochlée de l'humérus, de l'apophyſe coronoïde du cubitus, & de la portion humérale du radius, par des fibres charnues qui forment une ſeule maſſe épaiſſe, qui ſe diviſe enſuite en quatre petits corps charnus, & ſe termine par quatre tendons, qui paſſent ſous le ligament palmaire, & ſe portent--aux ſecondes phalanges ou phalangines des quatre doigts.

[5]

Nom ord. Le fléchiſſeur inférieur du carpe, ou le cubital interne; le 1er. muſcle du carpe, VESAL; le 2e. muſcle intérieur de la main, COL.

Nom nouv. Cubito-carpien.

Attaches. De l'épitrochlée de l'humérus, mais plus particulièrement du cubitus--au carpe, face palmaire.

[6]

Nom ord. Le fléchiſſeur propre du pouce, ou le long fléchiſſeur du pouce; le 3e. muſcle des doigts, VESAL; le 6e. muſcle intérieur de la main, COL.

Nom nouv. Radio-phalangettien du pouce.

Attaches. Du radius--à la ſeconde phalange ou phalangette du pouce.

[7]

Nom ord. Le fléchiſſeur profond des doigts, le perforant, communément le profond; le 2e. muſcle des doigts, VESAL; le 5e. muſcle intérieur de la main, COL.

Nom nouv. Cubito-phalangettien commun.

Attaches. De preſque toute la face palmaire du cubitus, & du ligament interoſſeux, par des fibres charnues qui forment une ſeule maſſe qui se partage ensuite en quatre corps charnus, & produisent quatre tendons qui se portent & se fixent – à l'extrémité des phalangettes ou troisièmes phalanges des quatre doigts qui suivent le pouce.

[8]

Nom ord. Le pronateur inférieur ou transverse, le bracelet ou quarré pronateur; le 1er. muscle du radius, VESAL; le 8e. muscle intérieur de la main, COL.

Nom nouv. Cubito-radial.

Attaches. Du cubitus – au radius.

§. VIII. *Muscles situés à la face externe ou sus-palmaire de l'avant-bras.*

[1]

Nom ord. Le premier supinateur, le supinateur supérieur, le long radial, le long ou grand supinateur; le second des muscles du radius, VESAL; le 8e. muscle extérieur de la main, appellé très-long, COL. le 1er. des supinateurs, SPIG.

Nom nouv. Huméro-sus-radial.

Attaches. De l'humérus -- au radius, bord supérieur ou convexe, prés l'extrémité carpienne.

[2]

Nom ord. Le long radial; le demi-nerveux, TASSIN; le premier radial externe.

Nom nouv. Huméro-sus-métacarpien.

Attaches. De l'humérus -- au métacarpe, face sus-palmaire.

[3]

Nom ord. Le court radial, le radieus externe, le second radial externe. Les anciens considéroient ces deux muscles comme un seul. Le 4e. muscle du carpe, VESAL; le 7e. muscle extérieur de la main, appellé bicornis, COL.

Nom nouv. Epicondilo-sus-métacarpien.

Attaches. De l'épicondile de l'humérus—au métacarpe, face sus-palmaire du troisième os.

[4]

Nom ord. L'extenseur commun des doigts, l'extenseur des quatre doigts; le 17e. muscle des doigts, VESAL. le 1er muscle extérieur de la main, COL.

Nom nouv. Epicondilo-sus-phalangettien commun.

Attaches. De l'épicondile de l'humérus, par des fibres charnues qui forment une seule masse, se partage ensuite en quatre faisceaux tendineux, qui passent sous le ligament sus-palmaire, se portent sur la face convexe des quatre doigts qui suivent le pouce, & se terminent--à l'extrémité de la dernière phalange ou phalangette de chacun des doigts, face sus-palmaire.

[5]

Nom ord. L'abducteur ou l'obliquateur du petit doigt, & plus communément l'extenseur propre du petit doigt; le 18e. muscle des doigts, VESAL; le 2e. muscle extérieur de la main, COL.

Nom nouv. Epicondilo-sus-phalangettien du petit doigt.

Attaches.

Attaches. De l'épicondile--à la phalangette du petit doigt, face ſus-palmaire.

[6]

Nom ord. Le ſecond & inférieur extenſeur du carpe ou le cubital externe ; le 3e. muſcle du carpe, VESAL ; le 6e. muſcle extérieur de la main, COL.

Nom nouv. Cubito-ſus-métacarpien.

Attaches. De l'épicondile, mais particulièrement du cubitus, dont il ſuit la direction--au cinquième os du métacarpe, face ſus-palmaire.

[7]

Nom ord. Le muſcle grêle, quatrième & dernier extenſeur du cubitus, le petit anconé ou l'anconé, WINS. SABAT.

Nom nouv. Epicondilo-cubital.

Attaches. De la partie inférieure & poſtérieure de l'épicondile, par un tendon court & épais, les fibres ſe portent obliquement--à la partie ſupérieure du cubitus, face ſus-palmaire.

[8]

Nom ord. Le ſecond ſupinateur, le court ou petit ſupinateur ; le 4e. des muſcles du radius, VESAL ; le 9e. muſcle extérieur de la main, COL. le 2e. des ſupinateurs, SPIG.

Nom nouv. Epicondilo-radial.

Attaches. De la partie antérieure & inférieure de l'épicondile, de la face ſus-palmaire du cubitus, par un plan aponévrotique en dehors, charnu en dedans, dont les fibres ſe portent obliquement, ſe contournent ſur le radius, & ſe terminent -- à la partie ſupérieure du radius, face palmaire.

[9]

Nom ord. Le long abducteur du pouce, qui ordinairement eſt pris pour un des extenſeurs.

Nom nouv. Cubito-ſus-métacarpien du pouce.

Attaches. Du cubitus -- à l'os métacarpien du pouce, face ſus-palmaire, bord radial de cet os.

[10]

Nom ord. Le premier extenſeur du pouce, ou le court extenſeur du pouce, WINSL. SABAT.

Nom nouv. Cubito-ſus-phalangien du pouce.

Attachee. Du cubitus -- à la phalange du pouce, face ſus-palmaire.

[11]

Nom ord. Le ſecond extenſeur du pouce, WINS. le vrai muſcle abducteur, & le vrai collatéral du pouce, J. GUILL. ou le long extenſeur du pouce, SABAT.

Nom nouv. Cubito-ſus-phalangettien du pouce.

Attaches. Du cubitus -- à la petite phalange ou phalangette du pouce, face ſus-palmaire.

[12]

Nom ord. L'abducteur ſupérieur de l'index, l'extenſeur propre de l'index ou l'indicateur; le 19e. muſcle des doigts, VESAL; le troiſième muſcle extérieur de la main, COL.

Nom nouv. Cubito-sus-phalangettien de l'index.

Attaches. Du cubitus--à la phalangette de l'index, face sus-palmaire.

§. IX. *Muscles situés au dedans de la main, ou face palmaire de la main.*

[1]

Nom ord. Le carpial, le petit ou court palmaire, le palmaire cutané; le 1er. muscle de la main, COL.

Nom conservé. Palmaire-cutané.

Attaches. Ce muscle très-peu étendu, d'une figure quarrée, est formé de divers faisceaux séparés par des lignes graisseuses, & attachés, d'une part, au bord cubital de l'aponévrose palmaire, &, de l'autre, à la partie interne des tégumens, & se perd dans leur épaisseur.

[2]

Nom ord. Le court abducteur du pouce, partie du thénar, de WINSLOW. le 7e. muscle extérieur de la main, COL. le 13e. muscle des moteurs des doigts, VID.

Nom nouv. Carpo-sus-phalangien du pouce.

Attaches. De l'os scaphoïde du carpe & du ligament palmaire, se porte obliquement, & produit un tendon qui, de la face palmaire, se contourne sur le bord radial, & se fixe--au côté convexe ou face sus-palmaire de la phalange du pouce, en formant un prolongement qui s'étend jusqu'à la petite phalange ou phalangette du pouce.

[3]

Nom ord. L'oppoſant du pouce, l'opponens ou le métacarpien du pouce, partie du thénar.

Nom nouv. Carpo-métacarpien du pouce.

Attaches. Du carpe -- à l'os métacarpien du pouce.

[4]

Nom ord. Le court fléchiſſeur du pouce, partie du thénar, du méſo-thénar & de l'anti-thénar, ou le demi-interoſſeux du pouce.

Nom nouv. Carpo-phalangien du pouce.

Attaches. De la face palmaire du carpe, par deux portions diſtinctes; l'une radiale, attachée au ligament palmaire & à l'os trapeze; l'autre cubitale, attachée aux os du carpe, dits trapeze, pyramidal & grand -- à la phalange du pouce.

[5].

Nom ord. L'adducteur du pouce, partie du méſo-thénar, SAB. le moyen, J. GUIL.

Nom nouv. Métacarpo-phalangien du pouce.

Attaches. Du métacarpe -- à la phalange du pouce, face palmaire.

[6]

Nom ord. L'hypothénar du petit doigt, le petit hypothénar, l'abducteur du petit doigt.

Nom nouv. Carpo-phalangien du petit doigt.

Attaches. Du carpe -- à la phalange du petit doigt, face palmaire.

[7]

Nom ord. L'oppoſant du petit doigt, l'opponens ou le métacarpien du petit doigt, SABAT. l'adducteur oblique du quatrième os du métacarpe, le métacarpien, WINS. LIEUT.

Nom nouv. Carpo-métacarpien du petit doigt.

Attaches. Du carpe -- à l'os du métacarpe, qui soutient le petit doigt, face palmaire.

[8]

Nom ord. Les lumbricaux, autrement adducteurs internes des quatre doigts, ou les lamproyons, PARÉ; les vermiformes, GUILL. les vermiculaires, CABR. les muscles lombricaux. WINSL.

Nom nouv. Les palmi-tendino-phalangiens.

Attaches. Quatre petits muscles oblongs, situés à la face palmaire, & attachés sur le bord radial des quatre tendons du muscle cubito-phalangettien commun, se portent--aux quatre derniers doigts, en formant un petit tendon qui se fixe au côté radial de la phalange de ces doigts, mais qui, après ce premier point d'insertion, se prolonge sur la convexité de cette phalange, s'unit intimement au tendon du muscle sus-phalangettien, & se termine, comme lui, à la face convexe de la phalangette ou troisième phalange. *Gab. Fallopia* qui avoit fait cette observation, ne bornoit pas l'action & l'usage de ces muscles à l'adduction de la première phalange; mais il les regardoit encore comme extenseurs de la seconde & troisième phalange. *Columbo* qui avoit également connu & suivi les prolongemens tendineux de ces petits muscles sur la face convexe de la phalangette, n'hésitoit pas à dire que, quoiqu'ils fussent situés à la face palmaire, ils servoient cependant à l'extension des doigts, plus que les tendons supérieurs de l'extenseur commun (épicondilo-sus-phalangettien); & c'est par cette disposition, ajoute-t-il, qu'il arrive souvent que les doigts sont encore étendus, lorsque les tendons supérieurs ont été coupés.

[9]

Nom ord. Les interosseux internes, SABAT; les entrosseux ou métacarpiens, HABIC. les inter-métacarpiaux, CABR. l'abducteur de l'index, & les adducteurs de l'annulaire & de l'auriculaire, LIEUT.

Nom nouv. Métacarpo-*latéri*-phalangiens.

Attaches. Trois petits muscles situés entre les os du métacarpe, face palmaire, qui se portent -- aux phalanges, & se fixent par un tendon, savoir; le 1er. au bord cubital de la phalange de l'index; les 2e & 3e. au bord radial de la phalange du doigt annulaire & auriculaire. *Voyez le paragraphe suivant.*

§. X. *Muscles situés à la face externe ou sus-palmaire de la main.*

[1]

Nom ord. Les interosseux externes; savoir, les 1er. 2e. 3e. & 4e. interosseux externes, SABAT; l'adducteur de l'index, l'adducteur du doigt du milieu, l'abducteur du même doigt, & l'abducteur de l'annulaire, LIEUT.

Nom nouv. Métacarpo-*latéri*-phalangiens.

Attaches. Quatre petits muscles situés entre

les os du metacarpe, face ſus-palmaire, qui, comme les précédens, ſe portent-- aux phalanges, & s'y fixent par un tendon dans l'ordre ſuivant : ſavoir, le 1er. au côte radial de la phalange de l'index; le 2e. au côté radial de la phalange du grand doigt; le 3e. au côté cubital de la phalange du même doigt & le 4e. au côté cubital de la phalange de l'annulaire.

Pour ne pas ſurcharger la mémoire de détails minutieux, on a coutume d'indiquer collectivement ces petits muſcles, d'autant plus qu'ils ne different pas eſſentiellement; il faut ſeulement obſerver que les externes ſont plus forts, plus gros, & d'une texture plus compoſée que ceux qui ſont ſitués à la face palmaire; ils en ſont auſſi ſéparés & diſtincts par l'interpoſition d'une petite lame ligamenteuſe tendue entre les os du métacarpe, comme le ligament qu'on remarque entre le radius & le cubitus; il faut auſſi obſerver que les tendons de ces petits muſcles ne ſe bornent pas au côté de la phalange: mais, après ce premier point d'inſertion, chaque petit tendon s'applatit, ſe contourne & ſe prolonge ſur toute la face convexe des autres os du doigt, & deviennent ainſi ſus-phalangiens; conſéquemment leur action ne ſera pas bornée à l'abduction ou à l'adduction des phalanges, mais, dans quelques circonſtances, ces muſcles peuvent concourir à l'extenſion de la phalangette. Ces obſervations & beaucoup d'autres ſemblables ſuffiſent pour faire ſentir combien ſont vicieuſes les dénominations uniquement fondées ſur l'uſage qu'on attribue aux muſcles.

§. XI. *Muscles qui occupent la fesse (f).*

[1]

Nom ord. Le premier & le plus gros muscle de la fesse, ou le grand muscle fessier; le 1er. muscle du fémur, VESAL. COL.

Nom nouv. *Ilii*-sacro-fémoral.

Attaches. De toute la face spinale de l'ilium, des bords du sacrum & même du coccix, par de gros faisceaux légèrement tendineux à leurs extrémités, se portent obliquement vers le trochanter, forment un large tendon aponévrotique qui s'attache -- à la partie moyenne de la crête du fémur, face poplitique. Beaucoup de filets aponévrotiques se détachent de ce tendon; les uns se portent à l'aponévrose fémorale; quelques autres au tissu cellulaire & à la peau.

[2]

Nom ord. Le second fessier, le muscle iliaque externe, ou le moyen fessier; le 2e. muscle de la cuisse, VES. COL.

Nom nouv. Le grand ilio-trochanterien.

Attaches. De la partie antérieure & latérale de la crête de l'ilium, de la ligne demi-circulaire qui s'observe à la face externe de cet os, par des fibres tendineuses fort courtes; les fibres charnues disposées en rayon, se réunissent de ces différens points, pour former un tendon épais & large qui se fixe -- au sommet du trochanter.

[3]

Nom ord. Le troisième fessier, ou le petit

fessier ; le 3e. muscle de la cuisse, VESAL. COL.

Nom nouv. Le petit ilio-trochanterien.

Attaches. De la face externe de l'ilium, au dessous du muscle précédent, par des fibres disposées en rayon, qui se réunissent pour former un tendon épais & plat qui se fixe -- à la partie supérieure du trochanter.

[4]

Nom ord. Le premier des quatre gemeaux, le pyriforme, ou le pyramidal de la cuisse ; le 4e. muscle de la cuisse, VESAL. le 1er. des rotateurs, ou iliaque externe, SPIG.

Nom nouv. Sacro-trochanterien.

Attaches. Du sacrum -- au trochanter.

[5]

Nom ord. L'obturateur interne ; le 10e. muscle de la cuisse, VESAL. le 3e. des rotateurs, SPIG. le rotateur interne, BACHET. *Marsupialis*, *bursalis*, COWP.

Nom nouv. Intra-pelvio-trochanterien.

Attaches. De la face interne du trou pelvien -- au trochanter ; savoir, de presque toute la circonférence de la face interne du trou pelvien, ou ovalaire, ainsi que de la membrane qui bouche cette ouverture, par des fibres charnues, dont la réunion en un seul corps, produit trois ou quatre bandelettes tendineuses qui, de la cavité du bassin, se portent en dehors, en se contournant & glissant sur la *trochlée* de l'ischium ; là, ces bandelettes tendineuses sont environnées d'une capsule membraneuse, ou bourse synoviale ; elles se réunissent ensuite pour former un ſeul tendon plat qui ſe fixe -- à la foſſette du trochanter (g).

[6]

Nom ord. Le ſecond & le troiſième des quatre jumeaux, le jumeau ſupérieur & le jumeau inférieur, les petits jumeaux, le cannelé, l'acceſſoire de l'obturateur interne, ou les jumeaux de la cuiſſe.

Nom nouv. Trochléi-iſchio-trochanterien.

Attaches. Des bords de la trochlée de l'iſchium, par deux petits corps charnus qui accompagnent le tendon du muſcle intra-pelvio-trochanterien, y adhèrent intimement, le ſuivent dans ſa direction & ſes attaches -- à la foſſette du trochanter.

N. B. Ces petites portions muſculaires ne méritent pas d'être diſtinguées comme muſcles particuliers ; on ne doit les conſidérer que comme une partie du muſcle intra-pelvio-trochanterien ; & ce n'eſt que pour nous conformer à l'ordre généralement reçu, que nous leur donnons ici un nom particulier.

[7]

Nom ord. Le quatrième des quatre jumeaux, le quarré, partie du 5e. muſcle de la cuiſſe, de VESAL ; du 8e. ſuivant COL. le 11e. muſcle de la cuiſſe, FALLO.

Nom nouv. Iſchio-*baſi*-trochanterien.

Attaches. De l'iſchium -- à toute la baſe du trochanter.

§. XII. *Muſcle ſitué à la face externe ou péronière de la cuiſſe.*

[I]

Nom ord. Le membraneux de la cuiſſe, le muſcle aponévrotique, le muſcle de la bande large, ou du faſcia lata, le membraneux, dit faſcia lata; l'épineux, LIEUT. le tenſeur de la gaine de la cuiſſe, ALBI. le 6e. muſcle de la jambe, VESAL. COL.

Nom nouv. Ilio-aponevroſi-fémoral.

Attaches. De l'ilium – à l'aponévroſe fémorale. Toute la cuiſſe eſt enveloppée d'une aponévroſe que l'on connoît ſous le nom de faſcia lata, & que nous nommons aponévroſe fémorale; c'eſt dans l'épaiſſeur de cette aponevroſe, que l'on trouve un petit muſcle long d'environ ſix pouces, attaché à l'épine de l'ilium par un tendon. Ce muſcle renfermé entre les deux lames de l'aponévroſe, s'y termine environ la partie moyenne de la cuiſſe.

§. XIII. *Muſcles ſitués à la face antérieure ou rotulienne de la cuiſſe.*

[I]

Nom ord. Le pectinéus, le rond & court, le livide, le riolaniſte, & plus ordinairement le pectiné, partie du 8e. muſcle de la cuiſſe, VES. le 7e. muſcle du fémur, COL.

Nom nouv. Pubio-fémoral.

Attaches. Du bord antérieur du pubis, ou branche ſus-pubienne, juſqu'auprès de ſon épine – au fémur au deſſous du trochantin.

[2]

Nom ord. L'obturateur externe ; le 9e. muſcle de la cuiſſe, VESAL. COL. le 12e. muſcle de la cuiſſe, ARANT. le 2e. des rotateurs, SPIG.

Nom nouv. Extra-pelvio-trochanterien.

Attaches. De la face externe du trou pelvien -- au trochanter.

[3]

Nom ord. Le lombaire, le muſcle des reins intérieur ; le 6e. muſcle de la cuiſſe, VES. le 5e. muſcle de la cuiſſe, COL. & plus communément le pſoas.

Nom nouv. Prélumbo-trochantin (*h*).

Attaches. De la face abdominale de l'apophyſe tranſverſe de la première vertèbre des lombes, de la partie latérale du corps des autres vertèbres lombaires & de leurs tranſverſes, par des languettes légèrement tendineuſes à leur extrêmité, qui ſe raſſemblent en une ſeule maſſe & forment un muſcle très-épais qui ſe porte de haut en bas, paſſe ſous l'arcade crurale, devient tendineux & ſe fixe -- au trochantin, ou petit trochanter du fémur, & un peu au deſſous.

Dans ſon trajet ſous l'arcade crurale, ce muſcle s'unit intimement avec le ſuivant.

[4]

Nom ord. L'iliaque ; le 7e. muſcle de la cuiſſe, VESAL. le 6e. COL. l'iliaque interne ou grand iliaque.

Nom nouv. Iliaco-trochantin.

Attaches. De la fosse iliaque -- au trochantin.

[5]

Nom ord. Le muscle très-long, le 1er. muscle de la jambe, VID. le 2e. muscle du tibia, VES. le couturier.

Nom nouv. Ilio-creti-tibial.

Attaches. De l'ilium -- à la crête du tibia.

[6]

Nom ord. Le 9e. muscle de la jambe, VESAL. le 10e. muscle de la jambe, CABROL. le droit de la cuisse, ou gresle antérieur, WINS.

Nom nouv. Ilio-rotulien.

Attaches. De l'ilium -- à la rotule.

[7]

Nom ord. Le triceps crural. *N. B.* Ce muscle d'un volume très-considérable, formé de trois ordres de fibres très-distincts, a été long-temps décrit comme trois muscles particuliers, sous les noms de vaste externe, massif externe, ou grand vaste; vaste interne, massif interne ou gros vaste, & crural ou cuissier.

Nom nouv. Trifemoro-rotulien.

Attaches. Du fémur par trois portions distinctes -- à la rotule. Les trois portions dont ce muscle est composé, sont séparées en haut par du tissu cellulaire; mais en bas, elles se réunissent intimement, embrassent la rotule, se répandent sur toute la partie antérieure & latérale de l'articulation du genou. Il se détache aussi quelques filamens aponévrotiques qui se perdent au tissu cellulaire environnant.

§. XIV. *Muſcles ſitués à la partie interne de la cuiſſe.*

[1]

Nom ord. Le 3e. des muſcles internes ou poſtérieurs de la jambe, PARÉ, VID. le 2e. des muſcles de la jambe, VESAL. le droit ou greſle interne, WINSL.

Nom nouv. Sous-pubio-creti-tibial.

Attaches. de la branche ſouſpubienne – à la crête du tibia.

[2]

Nom ord. Le 1er. adducteur de la cuiſſe, SAB. le 1er. muſcle du triceps, WINS. le 1er. triceps, J. GUIL. le moyen triceps, PARÉ. le triceps ſupérieur, DIONIS. la portion antérieure du triceps, LIEUT. la première portion, ou la portion ſupérieure du muſcle triple.

Nom nouv. Spini-pubio-fémoral.

Attaches. De l'épine du pubis – au fémur.

[3]

Nom ord. Le ſecond adducteur de la cuiſſe, le 2e. muſcle du triceps, le triceps moyen, DION. la portion moyenne du triceps, la ſeconde portion ou la portion moyenne du muſcle triple.

Nom nouv. Sous-pubio-fémoral.

Attaches. De la branche ſous-pubienne – au fémur.

[4]

Nom ord. Le troiſième adducteur de la cuiſſe, le troiſième muſcle du triceps, le triceps inférieur, la portion postérieure du triceps, la troisième ou grande portion du muscle triple.

Nom nouv. Ischio-fémoral.

Attaches. De l'ischium -- au fémur. Ce muscle, d'une épaisseur & d'un volume considérable, attaché par un tendon court & très-épais à une partie de la branche sous-pubienne, mais principalement à celle de l'ischium, jusqu'auprès de sa tuberosité, se porte obliquement — à toute la longueur de la ligne âpre du fémur, s'étend jusqu'au tubercule intra-condile du fémur, formant dans cet endroit un tendon applati, percé d'une ouverture oblique qui donne passage au cordon des vaisseaux fémoraux. Ce muscle près l'articulation, fournit quelques filamens aponévrotiques qui se jettent sur la partie interne du genou & au tissu cellulaire circonvoisin.

§. XV. *Muscles situés à la face postérieure ou poplitée de la cuisse.*

[1]

Nom ord. Le demi nerveux, le second des muscles postérieurs de la jambe, PARÉ. le gresle, COURTIN. HABICOT.

Nom nouv. Ischio-creti-tibial.

Attaches. De l'ischium -- à la crête du tibia.

[2]

Nom ord. Le demi-membraneux, GUILLE. WINSL. le tiers flecheur de la jambe, le 1er. des muscles postérieurs, PARÉ. le gros, COURTIN HABICOT.

Nom nouv. Ischio-popliti-tibial.

Attaches. De l'ischium -- à la face poplitique du tibia, par un tendon gros & court qui fournit plusieurs filamens qui se répandent dans la capsule articulaire, quelques-uns même s'étendent jusqu'au cartilage sémilunaire qui se trouve dans l'articulation du genou; ce tendon fournit aussi d'autres filamens qui se perdent dans l'aponévrose surale de la jambe & au tissu cellulaire, voisin de la face poplitique.

[3]

Nom ord. Le biceps de la jambe; le 4e. muscle de la jambe, VES. le 5e. muscle du tibia, COL.

Nom nouv. Ischio-*fémoro*-péronier.

Attaches. Ce muscle est composé de deux portions distinctes, séparées en haut, mais internement réunies en bas; la longue portion est attachée par un tendon à la tuberosité de l'ischium, la courte portion attachée à la ligne âpre du fémur, partie moyenne, se réunit à la portion ischiatique, & par leur réunion, forment un tendon épais qui se fixe – à la tête du péroné. Ce tendon fournit des faisceaux aponévrotiques à la capsule articulaire du genou, au tissu cellulaire circonvoisin, & sur-tout un prolongement fort remarquable au cartilage sémilunaire, situé de ce côté de l'articulation.

§. XVI. *Muscles situés à la partie antérieure ou face crêtée de la jambe.*

[1]

Nom ord. Le sixième muscle du pied, VESAL. le

le premier muſcle antérieur du pied, COL. le ſecond des muſcles antérieurs ſitués en la jambe, PARÉ ; le tibial antérieur, le jambier antérieur.

Nom nouv. Tibio-ſus-tarſien.

Attaches. Du tibia -- au tarſe, face ſupérieure ou ſus-plantaire.

[2]

Nom ord. L'extenſeur propre du pouce, le grand extenſeur du pouce du pied, le quinzième muſcle des doigts du pied, VESAL ; le dix-neuvième muſcle des orteils, VIDVID ; le troiſième muſcle antérieur du pied, COL.

Nom nouv. Peroneo-ſus-phalangettien du pouce.

Attaches. Du peroné -- à la phalangette du pouce, face ſus-plantaire.

[3]

Nom ord. Le long extenſeur commun des orteils ; le 15e. muſcle des orteils, VESAL. le 2e. muſcle du pied antérieur, COL. le 19e. des doigts du pied, VID.

Nom nouv. Péroneo - ſus - phalangettien commun.

Attaches. Du péroné -- aux phalangettes des quatre derniers orteils, face ſus-plantaire.

[4]

Nom ord. Le court péronier, SABAT. le petit péronier, WINS. le péronnier antérieur, LIEUT. portion de l'eſtendeur des doigts, PARÉ. le fléchiſſeur propre du pied, adhérant à l'extenſeur des quatre doigts, CH. GUILLE. le 9e. mufcle du pied, VESAL. le 13e. mufcle du pied, COL. le 3e. péronier, ALBIN.

Nom nouv. Le petit péronéo-fus-metatarfien.

Attaches. Mufcle, long fouvent uni avec le précédent, & qui, de la face antérieure du péroné, partie moyenne, fe porte obliquement & fe termine, par un tendon -- à la bafe du 5e. os du metatarfe, face fus-plantaire.

[5]

Nom ord. Le long péronier, communément le péronier poftérieur, WINSL. l'efperonier poftérieur, CH. GUILL. le fecond abducteur oblique du pied; le premier péronier, ou le fibulaire, SPIG. le 7e. mufcle du pied, VESAL. le 4e. du pied antérieur, COL.

Nom nouv. Péronéo-tarfien.

Attaches. Mufcle long, attaché à la partie fupérieure & externe du tibia, mais principalement à la moitié fupérieure du péroné; il produit un tendon long, qui paffe derrière la malléole externe, fe porte fous la plante du pied, dans la gouttière du cuboïde, où il eft affujetti par des brides particulières, & fe termine -- à l'os du tarfe, dit grand cuneiforme, en s'étendant au premier os du métatarfe, face plantaire.

[6]

Nom ord. Le moyen péronier, dit communément péronier antérieur, WINS. l'efperonier antérieur, CH. GUILL. le court péronier poftérieur, LIEUT. le fecond des fléchiffeurs du pied, le ſecond péronier, ou le ſemi-fibulaire, SPIG. le 9e. muſcle du pied, VES. le 5e. muſcle du pied antérieur, COL.

Nom nouv. Le grand péronéo-ſus-métatarſien.

Attaches. Muſcle couvert en grande partie par le précédent; il eſt attaché aux deux tiers inférieurs du péroné, produit un tendon qui paſſe derrière la malléole externe, & ſe fixe -- au tubercule du cinquième os du métatarſe, face ſus-plantaire.

§. XVII. *Muſcles ſitués à la partie poſtérieure ou face poplitée de la jambe.*

[1]

Les jumeaux, les grands jumeaux ou gaſtrocnémiens, WINS. les gemeaux, l'un interne, & l'autre externe, PARÉ. le 1er. & le 2e. des muſcles moteurs du pied, VES. le premier gaſtrocnémien externe, SPIG.

Nom nouv. Bi-fémoro-calcanien.

Attaches. Du fémur, par deux portions diſtinctes d'abord, mais qui ſe réuniſſent enſuite pour former un tendon fort qui ſe fixe -- au calcanéum.

[2]

Nom ord. Le ſoléaire, WINS. SAB. le ſolaire, PARÉ. le ſoléus, CABR. le ſecond gaſtrocnémien interne, SPIG. le 4e. muſcle du pied, VES. COL. le 3e. muſcle du pied, VIDVID.

Nom nouv. Tibio-calcanien.

Attaches. Muſcle large, épais, applati, ſitué à la face poplitée de la jambe, attaché à la tête du péroné, mais particulièrement au tibia; produit un tendon large, aponévrotique, qui se réunit à celui du muscle précédent, & forme alors un tendon très-gros, très-fort, qui se fixe--à la partie postérieure & inférieure du calcanéum.

[3]

Nom ord. Le jambier grêle, dit vulgairement plantaire, WINS. le plantaire grêle, SAB. le plantaire, PARÉ. le tibieus ou grêle, CABR. le 3e. des muscles du pied, VES. COL. le 4e. VIDVID.

Nom nouv. Le petit fémoro-calcanien.

Attaches. Du fémur--au calcanéum.

[4]

Nom ord. Le poplité ou jarretier, PARÉ. WINS. le poplitaire, J. GUILL. le poplitique, COURT. le sous-poplité, SPIG. le muscle caché au jarret, VES. le 10e. muscle du tibia, COL. VID.

Nom nouv. Fémoro-popliti-tibial.

Attaches. Du fémur--à la partie supérieure du tibia, face poplitée.

[5]

Nom ord. Le long fléchisseur du pouce, WINS. SAB. le 3e. muscle des moteurs des doigts du pied, VES. le 7e. muscle de la jambe, COL. le 2e. muscle des doigts, VID.

Nom nouv. Péronéo-phalangettien du gros orteil.

Attaches. Du péroné--à la phalangette ou petite phalange du gros orteil, face plantaire.

[6]

Nom ord. Le long fléchiſſeur commun des orteils, ou le perforant du pied, WINS. avec celui qu'il nomme l'acceſſoire du long fléchiſſeur commun, ou l'acceſſoire du perforant, WINS. le grand plieur profond, J. GUILL. le 2e. muſcle des orteils, VES. le 6e. muſcle de la jambe, COL. le 3e. muſcle des doigts, VID.

Nom nouv. Tibio-phalangettien commun.

Attaches. Du tibia--aux phalangettes des orteils, face plantaire.

[7]

Nom ord. Le jambier poſtérieur, PAR. WINS. l'oſſéus ou le 5e. muſcle du pied, CABR. le premier adducteur du pied, le nautique ou tibial poſtérieur, SPIG. le 5e. muſcle du pied, VESAL. COLUMB.

Nom nouv. Tibio-tarſien.

Attaehes. Du tibia--au tarſe, face plantaire.

§. XVIII. *Muſcles ſitués à la partie inférieure ou face plantaire du pied* (*i*).

[1]

Nom ord. Le court fléchiſſeur commun des orteils, ou le perforé du pied, WINS. le flécheur ſupérieur des doigts, PARÉ. le petit plieur ou ſublimis, auquel il faut ajouter le court, étant appellé par les modernes anatomiſtes, la maſſe de chair, J. GUILL. le court fléchiſſeur des doigts, ou le pédieux interne, ou pterno-dactilée, RIOL. le perforé ou le fléchiſſeur ſublime,

DOUGL. le 1er. muſcle des doigts du pied, VES. COL. le fléchiſſeur des ſecondes phalanges, SPIG.

Nom nouv. Calcanéo-phalanginien commun.

Attaches. Du calcanéum -- aux phalangines ou ſecondes phalanges des quatre petits orteils, face plantaire.

[2]

Nom ord. Les lumbricaux ou lamproyons, PARÉ. les vermiculaires, CABR. les vermiformes, J. GUILL. les lombricaux des orteils, WINS. les 19e. 20e. 21e. & 22e. muſcles des orteils, VES. les 4e. 5e. 6e. & 7e. muſcles du pied, VID. les quatre fléchiſſeurs de la première phalange, RIOL. SPIG.

Nom nouv. Les planti-tendo-phalangiens.

Attaches. Quatre petits muſcles longs, grêles, attachés au bord tibial des quatre tendons du muſcle tibio-phalangettien, lors de ſon trajet à la plante du pied : de ce premier point d'attache, ces petits muſcles ſe portent --aux quatre orteils, & ſe fixent au bord tibial de la phalange, par un petit tendon qui ſe prolonge & ſe contourne ſur la face convexe ou ſus-phalangienne des plus petites phalanges; enfin la diſpoſition de ces muſcles, ainſi que l'ont obſervé GAB. FALLOP. & COLUMBO, eſt entièrement conforme à celle des muſcles que nous avons décrits à la face palmaire de la main.

[3]

Nom ord. L'abducteur du pouce du pied, ou le thénar du pouce du pied, SAB. le 18e. muſcle du pied, VES. le 2e. muſcle du pied. COL.

Nom nouv. Calcanéo-phalangien du pouce.

Attaches. Du calcanéum -- à la phalange du pouce, face plantaire.

[4]

Nom ord. Le court fléchiſſeur du pouce, à proprement parler, le fléchiſſeur de la première phalange du pouce, SABAT. partie du thénar & de l'anti-thénar de WINSL.

Nom nouv. Tarſo-phalangien du pouce.

Attaches. Du tarſe -- à la phalange du pouce, face plantaire.

[5]

Nom ord. L'adducteur du pouce, partie de l'anti-thénar de WINSL. SABAT. le grand abducteur du gros orteil, LIEUT.

Nom nouv. Métatarſo-phalangien du pouce.

Attaches. Du métatarſe -- à la phalange du pouce, face plantaire.

[6]

Nom ord. Le tranſverſal des orteils.... qu'on pourroit regarder comme un ſecond anti-thénar, WINSL. le 5e. muſcle du gros orteil, quelques-uns le nomment le tranſverſal; d'autres, le quarré, ANT. PETIT. le petit abducteur du gros orteil, LIEUT. le muſcle nouveau de PLACENTINI; le 13e. muſcle des doigts du pied, BAUHIN.

Nom nouv. Métatarſo-phalangien, tranſverſal du pouce.

Attaches. Du métatarſe -- à la phalange du pouce, dans une direction tranſverſale, face plantaire.

[7]

Nom ord. L'abducteur du petit doigt, divisé ordinairement en deux portions qu'on appelle le grand & le petit para-thénar, SABAT. le métatarsien & le grand para-thénar, WINSL. le grand abducteur du petit orteil, LIEUT. le 17e. muscle des orteils, VESAL; le 13e. muscle des orteils, COLUMB. le 21e. muscle des doigts du pied, VID.

Nom nouv. Calcanéo-phalangien du petit orteil.

Attaches. Du calcanéum -- à la phalange du petit orteil, face plantaire.

[8]

Nom ord. Le court fléchisseur du petit doigt, SABAT. le petit para-thénar, WINSL. le petit abducteur du petit orteil, LIEUT.

Nom nouv. Tarso-phalangien du petit orteil.

Attaches. Du tarse -- à la phalange du petit orteil, face plantaire.

[6]

Nom ord. Les interosseux inférieurs du pied sont au nombre de trois & plus petits, le 1er. le 2e. le 3e. des interosseux inférieurs, WINSL. SAB. l'adducteur du 3e. du 4e. orteil & l'adducteur du petit orteil, LIEUT. les entrosseux du pied, HAB. les entre-métatarsiaux, CABR.

Nom nouv. Métatarso-*latéri*-phalangiens.

Attaches. Trois petits muscles situés dans l'intervalle des os du métatarse, face plantaire, produisent chacun un tendon qui se porte -- au bord interne ou tibial de la phalange du 3e. 4e. & 5e. orteils ; mais ce tendon ne se termine pas à ce premier point d'insertion ; il se contourne & se prolonge sur la face convexe de la phalangine & de la phalangette.

§. XIX. *Muscles situés à la partie supérieure ou face sus-plantaire du pied.*

[1]

Nom ord. Le pédieux ou l'abducteur des doigts, PARÉ ; le pédieux ou le court extenseur commun des orteils, SABAT. le 16e. muscle des orteils, VESAL; le dernier muscle du pied, COL. le 20e. muscle des orteils, VID.

Nom nouv. Calcanéo - sus - phalangettien commun.

Attaches. Muscle composé de quatre portions charnues qui, de la face antérieure du calcanéum; se porte obliquement sur la face sus-plantaire, & produit un tendon qui prend la direction des quatre premiers orteils, & se termine--à la face convexe ou sus-plantaire des phalangettes de ces orteils.

[2]

Nom ord. Les interosseux supérieurs du pied,.. il y en a quatre qui sont les plus gros, savoir, le 1er. le 2e. 3e. & 4e. interrosseux supérieurs, WINSL. SAB. l'adducteur du second orteil, l'abducteur du 2e. 3e. & 4e. orteils, LIEUT.

Nom nouv. Métatarso-*latéri*-phalangiens.

Attaches. Quatre petits muscles situés dans l'intervalle des os du métatarse, face sus-plantaire, & qui ſe terminent -- aux côtés des phalanges des orteils, ſavoir; le 1er. au bord tibial de la phalange du ſecond orteil; le 2e. au côté externe ou péronier de la phalange du même orteil; le 3e. & le 4e. au côté péronier de la phalange du 3e. & 4e. orteils. La ſtructure, la diſpoſition de ces muſcles ne diffère pas eſſentiellement de celle des muſclesde la main: cependant on peut remarquer qu'à la main, les muſcles ſitués à la face palmaire, ſont bien diſtincts de ceux qui ſont ſitués à la face ſus-palmaire par l'interpoſition d'un ligament. Au pied, cette lame de ſéparation ſe voit moins bien, & dans quelques ſujets, les fibres muſculaires de la face plantaire paroiſſent unies à celles de la face ſus-plantaire: circonſtance qui paroît avoir été remarquée par HABICOT, & qui l'engageoit à dire que la diſſection lui préſentoit ſeulement quatre muſcles entroſſeux; mais comme les tendons que ces petits muſcles fourniſſent aux côtés des phalanges, ſe trouvent conſtamment & dans le même ordre, on peut préſumer que l'état de contrainte & de gêne dans laquelle dès l'enfance on met le pied, produit cette ſorte d'union & de confuſion entre les deux plans de ces petits muſcles.

§. XX. *Muſcles ſitués ſur la partie antérieure du col, ou face trachelienne (k).*

[1]

Nom ord. Le péaucier ou muſcle large, PAR. le 1er. des muſcles de la face ou pannicule charnu, CABR. le muſcle membraneux, J. GUIL.

le péaucier ou cutanée, WINSL. SAB. le platysma-myoïdes, de GALIEN & de FALLOPIA; le quarré de la joue ou le tétragone, COWP; le très-large du col, ALBIN.

Nom nouv. Thoraco-maxilli facial.

Attaches Des tégumens du thorax — à l'os maxillaire & à la face: membrane musculeuse, mince & fort large, composée de fibres longues & à peu près paralleles, qui, d'une partie de la face mammaire du thorax & de l'extrémité acromienne du bras, couvre les côtés du col & presque tout le devant de la gorge, se fixe à une petite partie de la base de l'os maxillaire, au menton, se prolonge à l'angle des lèvres, & semble se perdre sous les tégumens de la joue & dans les muscles de la face. Dans tout ce trajet, cette membrane charnue est attachée à la peau par un tissu cellulaire court & peu abondant. Les fibres charnues, minces, pâles, fort écartées sur la région mammaire, se rapprochent en passant sur la clavicule, & forment une large membrane musculeuse qui se porte obliquement au menton; de sorte que dans cet endroit, les fibres du muscle d'un côté se rencontrent & se croisent avec celles du muscle de l'autre côté.

Les différens faisceaux de ce muscle cutanée, qui se prolongent sur la face, ont été décrits par quelques anatomistes, comme des muscles particuliers.

[2]

Nom ord. Le mastoïde ou mastoïdien antérieur, PARÉ; le sterno mastoïdien, ou mastoïdien antérieur, WINSL. le 7e. & le 8e. muſcles de la tête, CABR. ſterno-cleido-maſtoïdien, SAB. le ſterno-clino-maſtoïdien, DIONIS; le 7e. muſcle de la tête, COL. le 8e. muſcle, FAL. le 8e. & le 9e. VIDVID; le ſterno-maſtoïdien & le cleido-maſtoïdien, ALB.

Nom nouv. Sterno-*clavio*-maſtoïdien.

Attaches. Du ſternum & de la clavicule -- à l'apophyſe maſtoïde.

[3]

Nom ord. Le digaſtrique ou grêle, J. GUIL. le digaſtrique, WINS. le 5e. muſcle de la mâchoire inférieure, ou l'ouvre bouche, PARÉ; le 4e. muſcle de la mâchoire, VES. COL.

Nom nouv. Maſtoïdo-genien.

Attaches. De l'apophyſe maſtoïde -- à la partie geniene de l'os maxillaire, c'eſt-à-dire, à la baſe du menton, lèvre interne de l'os maxillaire, près l'éminence *geny*.

[4]

Nom ord. Le ſtylo-hyoïdien, WINS. le ſtitoïdien ou perforé HAB. le 3e. muſcle de l'os hyoïde, VES. COL. le ſtylo-cérato-hyoïde, RIOL; le grand ſtyloïde & le petit ou nouveau ſtyloïde, SANTOR.

Nom nouv. Stylo-hyoïdien.

Attaches. De l'apophyſe ſtiloïde -- à l'os hyoïde.

[5]

Nom ord. Le mylo-hyoïdien, WINSL. le triangulaire, COURTIN; le muſcle mentonier qui appartient à l'os hyoïde, J. GUILL. le 3e. muſcle de l'os hyoïde, PARÉ; la ſeconde paire des muſcles de l'os ſemblable à un U, VES. COL. la première paire des muſcles de l'os hyoïde, CASSER. SPIG.

Nom conſervé. Mylo-hyoïdien.

Attaches. De l'éminence mylo -- à l'os hyoïde.

[6]

Nom ord. Le génio hyoïdien, WINSL. le genien, COURTIN; la 5e. paire de l'os hyoïde, FALL.

Nom conſervé. Le génio-hyoïdien.

Attaches. De l'éminence de l'os maxillaire nommée géni -- à l'os hyoïde.

[7]

Nom ord. Le ſterno hyoïdien ou ſterno cleido hyoïdien, WINSL. le ſternoïdien, COURT. le 3e. muſcle de l'os hyoïde, PARÉ; la première paire de l'os hyoïde, VES. COL.

Nom conſ. Sterno-hyoïdien.

Attaches. Du ſternum -- à l'os hyoïde.

[8]

Nom ord. L'omoplat-hyoïdien ou omo-hyoïdien, communément coraco-hyoïdien, WINS. le coſto hyoïdien de pluſieurs anatomiſtes; le coracoïdien, COURT. le pleuro-hyoïdien, TAS. le 2°. muſcle de l'os hyoïde, PAR. le 7e. & 8e. VES. le 4e. muſcle de l'os hyoïde, COL.

Nom nouv. Scapulo-hyoïdien.

Attaches. Du ſcapulum, bord cervical, -- à la baſe de l'os hyoïde.

[9]

Nom ord. L'hyo-thyroïdien, ou le thyro-hyoïdien, WINSL. l'hyoïdien du larinx, COURT. le 1er. & le 2e. des communs du larinx, VES.

Nom conſ. Hyo-thyroïdien.

Attaches. De l'os hyoïde -- au cartilage thyroïde.

[10 [

Nom ord. Le Sterno-thyroïdien, WINSL. le bronchique, J. GUILL. Le 3e. & 4e. des muſcles communs du larinx, VES. le 1er. muſcle commun du larinx, COL. le ſterno-cleido-bronco-crico-thyroïdien de quelques anatomiſtes.

Nom conſ. Sterno-thyroïdien.

Attaches. Du ſternum -- au cartilage thyroïde.

§. XXI. *Muſcles qui entourent l'articulation de la mâchoire inférieure, ſitués ſur la face temporale de la tête, ou à la face ptérigoïdiene de la mâchoire.*

[1]

Nom ord. Le crotaphite ou temporal, le maſſeter d'Hippocrate; le temporel, ETI. DE LARIV. le templier, J. GREVIN; le 1er. muſcle de la mâchoire inférieure ou temporal, VES.

Nom nouv. Temporo-maxillaire.

Attaches. De l'arcade temporale -- à l'os maxillaire.

[2]

Nom ord. Le masseter composé de trois portions comme une espèce de triceps, WINSL. muscle masticatoire ou mâcheur, PARÉ; le masseter ou biceps, D. FOURN. le muscle masticatoire, molitoire ou meulant, CH. ETIENNE; le second muscle de la mâchoire inférieure, VESAL.

Nom nouv. Zigomato-maxillaire.

Attaches. Du zigoma -- à l'os maxillaire, face externe.

[3]

Nom ord. Le grand ptérigoïdien ou ptérygoïdien interne, WINSL. le caché, COURTIN. HABIC. le 3e. muscle qui est caché dans la bouche, VES. le masseter interne de GALIEN; l'alaire interne, VESLI.

Nom nouv. Ptérigo-anguli-maxillaire.

Attaches. De l'apophyse ptérigoïde -- à l'angle de l'os maxillaire, face interne.

[4]

Nom ord. Le petit ptérygoïdien ou ptérygoïdien externe, WINSL. le sphénoïdien, HAB. le fallopin ou le troisième muscle de la maxille inférieure, qui est de Fallope, COURT. la 5e. paire des muscles de la mâchoire, ARANT. l'alaire externe, VESLING.

Nom nouv. Ptérygo-colli-maxillaire.

Attaches. De l'apophyse ptérigoïde -- au col de l'os maxillaire.

§. XXII. *Muſcles ſitués à la partie poſtérieure ou face cervicale du col.*

[1]

Nom ord. Le ſplénius de la tête, SAB. la portion ſupérieure du ſplénius ou maſtoïdien poſtérieur, WINSL.

Nom nouv. Cervico-maſtoïdien.

Attaches. De la partie latérale & inférieure du ligament cervical, de l'épine cervicale de la plus grande ou 7e. vertèbre du col, & même de l'épine de la 1ere. vertèbre du dos -- à la partie ſupérieure & poſtérieure de l'apophyſe maſtoïde, & à une partie de l'arcade ſus-occipitale.

[2]

Nom ord. Le ſplénius du col, SAB. la portion inférieure du ſplénius ou maſtoïdien poſtérieur, WINSL. L'épineux tranſverſaire, GARENG.

Nota. Tous les anciens anatomiſtes regardoient ces deux muſcles comme un ſeul, qu'ils déſignoient ſous les noms ſuivans: le 1er. muſcle poſtérieur de la tête, nommé ſplénique ou ſplénitique, PARÉ; le triangulaire, CABR. la 1ere. paire des moteurs de la tête, VES. COL.

Nom nouv. Dorſo-trachelien.

Attaches. Des épines dorſales de la 2e. 3e. 4e. & même 5e. vertèbres du dos -- aux apophyſes tracheliennes ou tranſverſes de la 1ere. 2e. 3e. & quelquefois 4e. vertèbres du col.

[3]

Nom ord. Le grand complexus. Quelques-uns en

en font deux muſcles dont ils appellent l'un, le digaſtrique de la tête ou *biventer cervicis;* l'autre retient le nom de grand complexus, SAB. le complexus, WINSL. l'embarraſſé, PALFIN; la 2e. paire des muſcles de la tête, VES. COL.

Nom nouv. Dorſi-trachélo-occipital.

Attaches. Des apophyſes tranſverſales de quelques vertèbres du dos, & de quelques apophyſes trachéliennes -- à l'arcade ſus-occipitale.

[4]

Nom ord. Le petit complexus ou maſtoïdien latéral, WINSL. SAB. la portion du coſto-cervical, LIEUT. le trachélo-maſtoïdien D'ALB. de DOUGLAS, &c.

Nom conſ. Trachélo-maſtoïdien.

Attaches. De quelques apophyſes trachéliennes -- à l'apophyſe maſtoïde.

[5]

Nom ord. L'oblique ſupérieur ou petit oblique de la tête, WINSL. le premier des obliques, COURT. l'oblique occipital & ſupérieur, GUIL. la 3e. paire des muſcles de la tête, GAL. la 5e. paire, VESAL.

Nom nouv. Trachéli-atloïdo-occipital.

Attaches. De l'apophyſe trachélienne de l'atloïde (ou 1ere. vertèbre du col, nommée communément atlas) -- à la partie la plus latérale de l'arcade ſous-occipitale.

[6]

Nom ord. Le grand droit poſtérieur de la

tête, SAB. la 3e. paire des muſcles de la tête; VES. COL.

Nom nouv. Spini-axoïdo-occipital.

Attaches. De l'épine de l'axoïde ou ſeconde vertèbre du col (nommée communément axis) -- à la partie latérale externe de l'arcade ſous-occipitale, ou arcade occipitale inférieure.

[7]

Nom ord. Le petit droit, J. GUIL. WINSL. le petit droit poſtérieur, SAB. la 4e. paire des muſcles de la tête, VES. COL.

Nom nouv. Tuber-atloïdo-occipital.

Attaches. Du tubercule de l'atloïde, par un tendon court & épais, -- à la partie latérale & moyenne de l'arcade ſous-occipitale, ou arcade occipitale inférieure.

[8]

Nom ord. L'oblique inférieur de la tête ou grand oblique, WINS. le ſecond des obliques, COURT. l'oblique épineux ou inférieur, C. GUIL. la 6e. paire des muſcles de la tête, VES. le 5e. muſcle de la tête, COL.

Nom nouv. Spini-axoïdo-trachéli-atloïdien.

Attaches. De l'épine de l'axoïde -- à l'apophyſe trachélienne de l'atloïde.

§. XXIII. *Muſcles ſitués à la face poſtérieure ou face ſpinale de la colonne vertébrale.*

[1]

Nom des auteurs. Le RACHITA des premiers anatomiſtes grecs; l'extenſeur du dos & des lombes ſuivant CHESELDEN, en y joignant la portion qu'il déſignoit ſous le nom de tranſverſaire épineux du cou; le *multifidus* de quelques anatomiſtes modernes; enfin, le grand nombre de muſcles diſtingués par les anatomiſtes modernes, & déſignés collectivement ſous le titre de muſcles poſtérieurs du dos, muſcles de l'épine, ou muſcles extenſeurs des lombes du dos & du cou.

Nom nouv. Sacro-ſpinal.

Attaches. Muſcle qui, du ſacrum, s'étend ſur toute la face ſpinale des vertèbres. Cette longue bande charnue, dont on a fait tant de muſcles particuliers, n'a qu'un uſage, celui de ſoutenir, de redreſſer, d'affermir la colonne vertébrale, & de ſervir aux différens mouvemens d'extenſion dont elle eſt ſuſceptible. Il n'exiſte & ne peut exiſter ſur ce point aucun doute, aucune incertitude; mais ſa ſtructure eſt compliquée par ſon étendue, la variété de direction des fibres, l'entrelacement, la multiplicité des faiſceaux charnus & tendineux dont elle eſt compoſée; enfin, par le grand nombre de ſes points d'attache aux vertèbres & aux côtes. Sur le ſacrum & dans la plus grande partie de la région lombaire, cette bande charnue eſt épaiſſe & ne préſente qu'une ſeule maſſe d'un tiſſu uniforme, ſans aucune trace de diviſion. Dans tout le trajet de la région dorſale, cette bande charnue eſt plus large, plus mince, & préſente manifeſtement trois lignes principales de diviſions, marquées ſur ſa longueur par autant de lames d'un tiſſu cellulaire plus ou moins lâche & abondant, ce qui ſemble ainſi former trois principales portions muſculaires très-diſtinctes : dans ce trajet, ſa texture eſt auſſi fort compliquée ; on la voit ſe partager en un grand nombre de faiſceaux charnus & tendineux, ſéparés par un tiſſu cellulaire plus ſerré, qui ſe croiſent, ſe portent en différentes directions, ſe fixent aux côtes, aux apophyſes des vertèbres, & qu'à l'aide du ſcalpel, on peut pouſſer fort loin. A la région cervicale, elle eſt plus mince encore ; ſa texture paroît un peu moins compliquée qu'à la région dorſale ; mais on y retrouve les traces de la diviſion en trois portions principales ; on y voit auſſi pluſieurs faiſceaux charnus & tendineux s'en détacher, pour ſe réunir à quelqu'un des muſcles qui s'attachent à la région occipitale (décrits §. XXII). Ainſi, ſans nous arrêter à cette multitude de diviſions minutieuſes des muſcles de l'épine, imaginées par quelques anatomiſtes, & adoptées encore par le plus grand nombre, nous regardons toute cette longue bande charnue comme un ſeul muſcle triceps ou *trifidus*, ſous la dénomination de ſacro-ſpinal, & nous y conſidérons ſes trois branches ou diviſions :

1°. La plus extérieure, la moins longue eſt ſituée ſur l'extrêmité dorſale des côtes, près leur angle, & s'étend juſqu'aux apophyſes trachéliennes des cinq vertèbres du cou ; nous la nommons *coſto-trachélienne :* cette première branche paroît, à la diſſection, compoſée de deux portions intimement unies, mais remarquables par la direction & l'obliquité différente de leurs fibres. La portion *coſtale*, plus large, plus épaiſſe, ſe partage en pluſieurs languettes charnues qui deviennent enſuite tendineuſes & ſe fixent au bord inférieur & au bas de l'angle de chaque côte. La portion *trachélienne*, plus petite, plus mince, attachée par quelques faiſceaux tendineux & charnus, aux apophyſes trachéliennes, s'unit intimement à la portion coſtale; après cette union, elle ſe partage en pluſieurs languettes qui deviennent tendineuſes & ſe fixent à la partie ſupérieure de l'angle de toutes les côtes. La direction des fibres, des faiſceaux de ces deux portions muſculaires, eſt entièrement différente : dans la portion coſtale, les fibres ſont dirigées obliquement de bas en haut; dans la portion trachélienne, les fibres ſont dirigées obliquement de haut en bas : de cette diſpoſition il réſulte que, quand les languettes muſculo-tendineuſes ont été ſéparées par la diſſection, & ſont ſoulevées par l'anatomiſte, on voit une ſérie de mailles en forme de treillage ou de loſange. La portion coſtale eſt le muſcle *ſacro-lombaire*, ou *lumbo-coſtal* des auteurs. La portion trachélienne eſt le muſcle *cervical deſcendant*, *de* DIEMERBROECK; le *tranſverſaire grêle du cou*, ou *tranſverſaire collatéral*, de WINSLOW; les deux portions étoient déſignées par LIEUTAUD, ſous le nom de *coſto cervical.*

2°. L'autre diviſion ou la ſeconde branche du ſacro-ſpinal, en ſuivant l'ordre de proximité, eſt ſituée ſur les apophyſes tranſverſes des vertèbres dorſales, ſur l'extrémité articulaire dorſale des côtes, & s'étend juſqu'à l'apophyſe trachélienne de l'axoïde; nous la nommons *dorso-trachélienne :* cette branche musculaire, plus forte, plus épaisse que la précédente, est de même composée de deux portions intimement unies, mais également remarquables par la direction de leurs fibres. La *portion dorsale* se partage en un grand nombre de languettes charnues, courtes, épaisses, qui deviennent ensuite tendineuses; ces languettes sont disposées en deux rangées & sur la même direction: la rangée la plus externe, celle qui avoisine la branche costo-trachélienne, est formée de sept à huit faisceaux qui se fixent aux sept ou huit côtes inférieures, près leur articulation dorsale; l'autre rangée, celle qui regarde les épines dorsales, est formée de treize faisceaux qui se fixent aux apophyses transverses des douze vertèbres du dos; le treizième est attaché à l'apophyse trachélienne de la septième vertèbre du cou.

Il faut encore remarquer que, du côté des épines vertébrales, cette portion musculaire reçoit plusieurs longs faisceaux charnus & tendineux qui compliquent encore sa texture: plusieurs de ces faisceaux sont attachés aux épines des vertèbres supérieures des lombes & des inférieures du dos; & après s'être intimement unis à la portion dorsale, ils paroissent s'en séparer pour se fixer ensuite aux épines des vertèbres supérieures du dos; quelques autres faisceaux se détachent de la troisième branche du muscle sacro-spinal, se confondent avec la portion dorsale de cette seconde branche, & forment ainsi une connexion intime entre ces deux branches: aussi quelques anatomistes ont attribué ces faisceaux, tantôt à l'une, tantôt à l'autre de ces divisions.

La *portion trachélienne* de la seconde branche est attachée aux apophyses tracheliennes des six vertèbres inférieures du cou, par plusieurs languettes en partie charnues, en partie tendineuses; elle se réunit ensuite à la portion dorsale, s'étend, se prolonge sur cette région, & dans ce trajet, se partage en sept bandelettes tendineuses qui se fixent aux apophyses transverses des sept vertèbres supérieures du dos: la direction des fibres & des faisceaux se croise comme dans la branche costo-trachélienne.

La portion dorsale de cette seconde branche est le *mi-épineux* ou *demi-épineux* des anatomistes du seizième siècle; le *très-long du dos* ou *long dorsal*, des modernes. Les faisceaux accessoires qui, des épines lombaires & dorsales, viennent se réunir à cette portion, forment le *muscle grand épineux* ou *épineux du dos*, des modernes; enfin, la portion trachélienne est désignée par les auteurs, sous les noms de *transversaire du cou*, ou *grand transversaire*.

3°. La dernière division, ou la troisième branche du sacro-spinal, est située immédiatement sur la face latérale des épines vertébrales, & s'étend jusqu'à l'apophyse cervicale de l'axoïde; nous la nommons *lumbo-cervicale*: elle est composée d'une grande quantité de petits faisceaux musculeux attachés obliquement par des extrémités tendineuses, des apophyses transverses aux apophyses épineuses. Sur le sacrum, ces faisceaux musculeux sont courts, gros, épais, se confondent, se réunissent à la maſſe commune qui forme le ſacro-ſpinal : ſur les lombes, les faiſceaux ſont gros, mais diſtincts par quelques lignes cellulaires ; à la région dorſale ils ſont minces, mais plus manifeſtement ſéparés, plus longs, moins obliques; enfin, ſur la région cervicale, ces faiſceaux ſont longs, mais forts, épais & très-rapprochés : il faut encore remarquer que, de la portion lombaire, il ſe détache, ainſi que nous l'avons déjà indiqué, quelques faiſceaux qui ſe réuniſſent à la portion dorſale de la branche dorſo-trachélienne, & établiſſent ainſi une communication intime entre ces deux branches muſculaires : ces ſortes de communications préſentent beaucoup de variétés dans les différens individus. WINSLOW en avoit déjà fait la remarque ; auſſi diſoit-il « que ces muſcles ſont » plus aiſés à développer dans les enfans que » dans les adultes, & dans les adultes que dans » les vieillards ». Des obſervations ſuivies feroient peut-être connoître que la forme, la groſſeur, la ſéparation plus ou moins marquée des faiſceaux muſculaires, varie ſuivant la force, l'habitude & l'exercice. Il n'y a de conſtant que les trois grandes diviſions que nous avons indiquées ; quand on en trouve quelques autres, elles doivent être conſidérées comme des variétés individuelles ; & c'eſt une raiſon de plus pour regarder toute cette bande charnue comme un ſeul & même muſcle.

La différence de groſſeur & d'obliquité des faiſceaux muſculeux, ſéparés en quelques endroits par des lignes cellulaires, avoit engagé les anatomiſtes à diviſer cette branche en trois portions, qu'ils regardoient comme autant de muſcles particuliers, & qu'ils attribuoient aux lombes, au dos & au cou : ils déſignoient la portion qui couvre le ſacrum & les lombes, ſous le nom de *muſcle ſacré* ou *tranſverſaire épineux des lombes ;* la portion dorſale étoit le *grand tranſverſaire du dos*, & la portion cervicale étoit l'*épineux* ou *demi-épineux du cou*, des anatomiſtes des ſeizième & dix-ſeptième ſiècles; ou le *tranſverſaire épineux du cou*, ſuivant WINSLOW. STENON conſidéroit en outre chaque faiſceau comme autant de muſcles particuliers, que, d'après lui, on a nommé muſcles *vertébraux*, *demi-vertébraux*, *petits vertébraux*, *droits*, *obliques*, *divergens*, *convergens*, &c. &c. & on pouvoit ainſi compter juſqu'à dix muſcles pour chaque vertèbre. Les auteurs modernes, qui ont conſidéré cette ſérie de faiſceaux comme un ſeul muſcle, lui ont donné les noms de muſcle *demi-épineux* ou *oblique épineux* ou *tranſverſaire épineux*.

[2]

Nom ord. Les petits épineux du cou, WINSL. les inter-épineux du cou, SAB.

Nom nouv. Inter-cervicaux. (*Voyez l'article ſuivant*).

[3]

Nom ord. Les petits tranſverſaires du cou, WINS. les inter-tranſverſaires du cou, SAB.

Nom nouv. Les inter-trachéliens.

Attaches. Les anatomiſtes ont déſigné ſous les noms de muſcles inter-épineux & inter-tranſverſaires, des petites portions charnues, ſituées dans l'intervalle des apophyſes épineuſes & tranſverſes de chaque vertèbre, & ainſi ils comptoient les *inter-épineux des lombes*, *du dos*, *du cou*, &c. Des diſſections faites avec ſoin, ont fait reconnoître à M. SABATIER, que ces petits muſcles ne ſe trouvent pas dans l'intervalle des apophyſes lombaires & dorſales; ce n'eſt que dans l'intervalle des épines cervicales & des apophyſes trachéliennes, que cet habile anatomiſte a pu les obſerver : ils ſont en effet très-diſtincts dans l'intervalle des premières vertèbres du cou; le petit faiſceau charnu qui ſe trouve entre l'apophyſe trachélienne de l'atloïde & l'occipital, eſt très-remarquable; nous l'avons indiqué (§. XXIV, art. 3) comme un muſcle particulier; celui qui occupe l'intervalle entre l'apophyſe trachélienne de l'altoïde & de l'axoïde, eſt auſſi très-diſtinct. WINSLOW le déſignoit ſous le nom de *ſecond tranſverſaire antérieur*. Ceux qui ſont ſitués dans l'intervalle des autres vertèbres, ſont plus courts, plus petits, & préſentent quelques variétés; pluſieurs fois ils nous ont paru diſtincts & ſéparés des faiſceaux des autres muſcles, par une lame cellulaire; mais d'autres fois ils nous ont paru faire partie des faiſceaux de la branche lumbo-cervicale, & n'en être qu'un prolongement engagé dans l'intervalledes vertèbres. Nous les indiquons donc d'après M. Sabatier; mais nous ne les conſidérons que comme des muſcles acceſſoires, ſurnuméraires, & dont la ſtructure & la ſéparation ne nous paroît pas conſtante.

Les uns ſitués entre les épines cervicales,

s'étendent de la partie inférieure d'une de ces épines, à la partie ſupérieure de la ſuivante; ils rempliſſent ainſi le petit intervalle qui ſe trouve entre chaque épine cervicale. Ces muſcles ne commencent qu'au deſſous de la ſeconde vertèbre : on en compte douze, ſix de chaque côté, parce qu'ils ſont ſéparés par une membrane intermédiaire. La dénomination d'*inter-épineux* eſt ſans doute fort bonne; cependant, comme on les remarque ſeulement dans l'intervalle des épines cervicales, nous croyons plus convenable de les déſigner ſous le nom d'inter-cervicaux.

Les autres petits muſcles acceſſoires ſont ſitués entre les apophyſes trachéliennes, & n'ont d'étendue que l'intervalle qui ſe trouve entre chaque apophyſe; ils commencent entre la première & la ſeconde vertèbre du cou; « ils » forment deux rangées de chaque côté; une » antérieure, attachée aux tubercules anté- » rieures des apophyſes tranſverſes; l'autre » poſtérieure, attachée aux tubercules poſté- » rieures des mêmes apophyſes ». Ainſi on diſtingue les intertranſverſaires antérieurs & les poſtérieurs du cou. Comme on les obſerve ſeulement entre les apophyſes trachéliennes, nous croyons plus convenable & plus conforme à l'ordre de nomenclature que nous adoptons, de les déſigner ſous le nom d'inter-trachéliens.

§. XXIV. *Muſcles ſitués à la partie antérieure ou face pré-ſpinale de la colonne vertébrale.*

[1]

Nom ord. Le grand droit antérieur, WINSL.

le droit antérieur long, le 1er. muſcle du cou; COL. partie du 1er. & du 2e. des muſcles qui meuvent le dos, VESAL.

Nom nouv. Le grand trachélo-baſilaire.

Attaches. De la face & des apophyſes trachéliennes -- à l'apophyſe baſilaire de l'occipital.

[2]

Nom ord. Le petit droit antérieur, ou le droit antérieur court, WINSL. le rengorgeur oblique, DUPRÉ.

Nom nouv. Le petit trachélo-baſilaire.

Attaches. De la face trachélienne de la première vertèbre du cou, ſe porte obliquement de dehors en dedans, & ſe fixe -- près le milieu de la face baſilaire & antérieure de l'occipital.

Nota. DIEMERBROECK, ainſi que le plus grand nombre des anatomiſtes, ne diſtinguent pas ce petit muſcle du précédent; l'uſage contraire a prévalu, & c'eſt peut-être la ſeule raiſon qui puiſſe engager à continuer cette diſtinction. DIEMERBROECK conſidérant ces deux portions comme un ſeul muſcle, les déſignoit ſous le nom de *nonum par à fallopio inventum, quod rectum internum apellari poſſet:* nous adopterions bien volontiers cette méthode, & alors nous nommerions ſimplement ce muſcle, *trachélo-baſilaire.*

[3]

Nom ord. Le petit droit latéral, SAB. le premier tranſverſaire antérieur, WINSL. le rengorgeur droit, DUPRÉ; l'oblique antérieur, GARENG.

Nom nouv. Trachéli-altoïdo-bafilaire.

Attaches. De l'apophyfe trachélienne de l'altoïde -- à la partie latérale & externe de la face bafilaire de l'occipital.

[4]

Nom ord. Le mufcle long du cou, WINSL. le 3e. mufcle du cou, le long, PARÉ.

Nom nouv. Pré-dorfo-altoïdien.

Attaches. De la face pré-dorfale des trois premières vertèbres du dos -- à la face antérieure de l'apophyfe trachélienne de l'altoïde.

[5]

Nom ord. Le mi-pfoas, HAB. le petit pfoas, WINSL. le petit lombaire, BAUHIN.

Nom nouv. Pré-lumbo-pubien.

Attaches. De la face pré-lombaire -- au pubis: en fe fixant au pubis, ce petit mufcle forme un feuillet aponévrotique qui s'étend fur le mufcle lumbo-trochantin, & dans la partie interne du baffin, fur le mufcle qui couvre le trou pelvien : ce petit mufcle manque quelquefois; mais le feuillet aponévrotique fe trouve toujours.

§. XXV. *Mufcles fitués fur la partie latérale de la colonne vertébrale.*

[1]

Nom ord. Le fcalène, le 4e. mufcle du cou, PARÉ; le triangulaire, COURTIN; les fcalènes, le premier & le fecond fcalène, WINSL. les fcalènes, le fcalène antérieur de la première côte, le ſcalène poſtérieur de la première côte, le ſcalène poſtérieur de la ſeconde côte, SAB. la ſeconde paire des muſcles du dos, VESAL; le ſecond muſcle du cou, COL. le 7e. 8e. & 9e. muſcle du thorax, FALLOP.

Nom nouv. Coſto-trachélien.

Attaches. Muſcle de forme triangulaire qui, de la première & ſeconde côtes, ſe porte latéralement — aux apophyſes trachéliennes des vertèbres du cou. Dans ſes attaches aux côtes, la maſſe charnue eſt partagée en deux portions principales, qui laiſſent un écartement triangulaire aſſez grand, par lequel paſſent les vaiſſeaux ſanguins qui ſe portent au bras. La portion poſtérieure préſente auſſi une ſéparation, mais moins conſidérable, & qui donne paſſage au tronc des nerfs qui ſe portent au bras: une partie des faiſceaux de cette ſeconde portion eſt attachée à la première côte, & l'autre à la ſeconde; ce qui a engagé pluſieurs anatomiſtes à regarder ces différentes portions comme autant de muſcles.

[2]

Nom ord. Le lombal ou triangulaire des lombes, PARÉ; le quarré des lombes, ou lombaire externe, ou trapeze des lombes, WINSL. le 9e. & 10e. des muſcles du dos, VES. le 1er. muſcle du dos, COL.

Nom nouv. Illio-*lumbi*-coſtal.

Attaches. De l'ilium — aux apophyſes tranſverſes des vertèbres lombaires & à la dernière côte vertébrale.

[3]

Nom conſ. Iſchio-coccigien.

Attaches. De l'iſchium -- au coccix.

§. XXVI. *Muſcles qui concourent à former les parois de la poitrine.*

Nous conſervons pour tous les muſcles compris dans ce paragraphe, la dénomination généralement reçue, parce qu'elle exprime d'une manière aſſez préciſe, ſinon leurs attaches, du moins leur ſituation. Pour completter cette expoſition ſommaire, nous nous bornerons donc à rapporter en peu de mots le nombre, les attaches de ces muſcles, & les obſervations principales que fournit leur examen.

[1]

Nom. Le diaphragme, la haye traverſe, le ſept traverſe, CH. ETIENNE; l'entre-deux traverſant, J. GREVIN. *Septum tranſverſum, ſeu muſculus utrique lateri communis quem græci* ***PHRENAS, DIAPHRAGMA ET ANACOILIAN ET PARAPIDA****, latini verò* ***SEPTUM TRANSVERSUM*** *& nonnunquàm* ***PRÆCORDIA*** *vocarunt*, VESAL; *præcordia & cinctus apellatur*, THEOD. GAZA; *diſcrimen*, CŒLIUS AUREL; *nobiliſſimus poſt cor muſculus*, HALLER.

Attaches & deſcription. Muſcle mince, fort large, d'une figure à peu près circulaire, charnu dans toute ſa circonférence, aponévrotique au centre, formant une ſorte de voûte flexible, mobile, diſpoſée obliquement de devant en arrière, entre l'abdomen & la poitrine, & qui ſépare ainſi ces deux cavités. Cette dernière conſidération détermina les premiers anatomiſtes à lui donner le nom de diaphragme

(mot grec qui ſignifie cloiſon, ſéparation). Cette dénomination, qui a été généralement adoptée dans toutes les langues, doit être conſervée pour diſtinguer ce muſcle dont l'action & les uſages ſont ſi importans dans l'économie animale, qu'HALLER n'héſitoit pas à dire, qu'après le cœur, il étoit le muſcle le plus noble.

Les fibres charnues du diaphragme ſont attachées à toute la face interne du bord le plus inférieur du thorax, ſavoir; au ſternum, à tout le contour cartilagineux des côtes & à l'apophyſe tranſverſe de la dernière vertèbre du dos & de la première des lombes. Dans tous ces points d'attaches, les fibres charnues forment des eſpèces de digitations ou dentelures qui s'entrecroiſent avec celles du lumbo-abdominal. A l'extrêmité du ſternum, elles laiſſent un petit écartement triangulaire, bouché uniquement par le péritoine; ſouvent auſſi, un petit faiſceau eſt attaché à l'appendice ſternale; enfin, toutes les fibres charnues ſont diſpoſées en manière de rayon vers un centre commun, où elles deviennent aponévrotiques; on les voit ſe rapprocher, ſe croiſer, ſe réunir dans quelques points, & s'écarter dans d'autres; mais ſur le corps des vertèbres, les fibres charnues ſe prolongent & forment deux ſortes de pédicules épais qui ſe fixent par des eſpèces de digitations tendineuſes au corps des vertèbres lombaires; ces prolongemens ſont généralement connus ſous le nom de *piliers* du diaphragme, & quelquefois ſous celui de *jambes*. Le pilier droit, le plus large, & en même temps le plus épais

épais & le plus long, eſt attaché au corps des quatre vertèbres ſupérieures des lombes, par autant de dentelures tendineuſes. Le gauche l'eſt ſeulement au corps des trois vertèbres ſupérieures; le prolongement charnu qui forme ces piliers, préſente deux ouvertures, l'une ſupérieure oblongue, formée par le ſimple écartement des fibres, laiſſe paſſer l'œſophage; l'autre inférieure, ſéparée de la première par un entrecroiſement des faiſceaux charnus, donne paſſage à l'aorte; enfin, on remarque au diaphragme une troiſième ouverture fort large, ſituée dans ſa partie aponévrotique; elle eſt remplie par la groſſe veine cave. On diſtingue encore au diaphragme la figure de ſon centre aponévrotique, figure que les uns ont comparée à un *treffle*, & d'autres, à un *gnomon obtus;* enfin, on y obſerve deux faces, l'une *abdominale*, elle eſt recouverte par le péritoine; l'autre, qui fait la baſe de la cavité de la poitrine, eſt dite *thorachique*, elle eſt recouverte en grande partie par la plèvre.

[2]

Nom. Les inter-coſtaux.

Attaches. On comprend ſous cette dénomination générique, les plans de fibres charnues attachés d'une côte à l'autre, & qui rempliſſent ainſi l'intervalle que laiſſe l'arrangement de ces arcades oſſeuſes. On compte entre chaque côte deux plans muſculeux, diſtincts par la direction de leurs fibres, & ſéparés par une lame cellulaire; ainſi, on diſtingue deux ordres de muſcles inter-coſtaux.

1°. *Les inter-costaux externes* ont leurs attaches à la lèvre externe des bords de chaque côte; leurs fibres charnues, légèrement tendineuses aux points de leurs attaches, sont disposées obliquement de haut en bas, & de derrière en devant; elles commencent à l'extrémité dorsale des côtes, près leur articulation avec les vertèbres, & finissent à l'extrémité sternale de ces os, près leur jonction aux cartilages;

2°. *Les inter-costaux internes* ont leurs attaches à la lèvre interne des bords de chaque côte; leurs fibres charnues, tendineuses à leurs points d'attaches, ont une direction différente de celle du plan externe; elles se portent obliquement de bas en haut, & de devant en arrière; elles commencent aux parties latérales du sternum, remplissent l'intervalle des cartilages costaux, se continuent tout le long des bords des côtes, & finissent près l'extrémité dorsale de ces os, vis-à-vis leur angle. Ce plan musculeux est plus mince que le plan extérieur, & on compte de chaque côté du thorax, onze inter-costaux externes, & autant d'internes.

[3]

Nom. Les sur-costaux, ou autrement, les releveurs des côtes de STENON, *&c.*

Attaches. Les anatomistes désignent collectivement sous ce nom, douze petits muscles, de figure à peu près pyramidale, qui, de l'extrémité des apophyses transverses des douze vertèbres où ils sont attachés par une portion tendineuse & angulaire, se terminent en s'élargissant au bord supérieur des douze côtes, près leur tubérosité. Le premier, ou le plus supérieur de ces muscles, est attaché, de l'apophyse trachélienne de la septième ou dernière vertèbre du cou, au bord de la première côte. LIEUTAUD le désignoit sous le nom d'*accessoire des inter-costaux ;* nous le nommons, d'après ses attaches, le petit *trachélo-costal.* Les autres muscles sur-costaux sont attachés aux onze premières vertèbres du dos ; quelques-uns de ces petits muscles, & ce sont les trois ou quatre inférieurs, au lieu de se terminer à la première côte placée immédiatement au dessous de l'apophyse transverse qui leur sert de point d'attaches, s'étendent jusqu'à la seconde côte, ce qui a engagé quelques anatomistes à distinguer ces muscles en *longs* & en *courts sur-costaux ;* mais comme ils ne sont pas exactement séparés des inter-costaux externes ; comme la direction de leurs fibres est exactement la même ; enfin, comme leur action est la même, nous aimons avec SPIGEL, COWPER, LIEUTAUD, *&c.* les regarder comme des portions ou l'*origine* des inter-costaux externes.

[4]

Nom. Les sous-costaux.

Attaches. On a donné ce nom à de petits plans situés sur la face interne ou *plèvrale* des côtes, & dont les fibres charnues ont la même direction que les inter-costaux internes, mais qui, au lieu de s'attacher du bord inférieur d'une côte, au bord supérieur de la première côte placée immédiatement au dessous, se prolongent à la seconde. La situation, le nombre de ces prolongemens musculeux sont fort incertains ; & nous pensons avec plusieurs anatomistes modernes, qu'ils ne doivent être considérés que comme des dépendances des muscles inter-costaux internes.

[5]

Nom. Les sterno-costaux, & quelquefois le triangulaire du sternum, le pectoral interne, *&c.*

Attaches. Quatre petits muscles situés à la face *plèvrale* du sternum, & qui, de la base de l'appendice sternale & de la partie latérale & inférieure du sternum où ils sont attachés par un principe commun, se portent & en s'écartant, vers les quatre plus grandes côtes sternales, & se fixent à leur extrémité osseuse, près leur union avec les cartilages. Le nombre de ces petits plans musculeux n'est pas constant; on en a trouvé quelquefois trois, cinq ou six de chaque côté.

Nous ne comprenons pas dans cette exposition sommaire les muscles des oreilles, des paupières, des yeux, du nez, des lèvres, de la langue, du pharinx, du larinx, & ceux des parties génitales de l'un & de l'autre sexe, parce que leur description appartient essentiellement à la splanchnologie : d'ailleurs, la dénomination de la plus grande partie de ces muscles étant fondée sur leurs attaches, doit être conservée. Quant à ceux qui ont reçu un nom arbitraire, ou fondé uniquement sur la direction de leurs fibres, sur quelques usages qu'on leur a attribué, on trouvera facilement la dénomination qui leur convient, en faiſant attention à leurs principaux points d'attaches.

RÉCAPITULATION

DES DÉNOMINATIONS MYOLOGIQUES.

CHAQUE muſcle a toujours deux points d'attaches principaux, que l'on déſigne ordinairement ſous les noms d'*origine* ou *point fixe*, & d'*inſertion* ou *point mobile*. Nos dénominations étant en quelque ſorte une deſcription abrégée de la partie, expriment toujours ces deux points principaux d'attaches : ainſi, chaque dénomination eſt compoſée de deux mots; l'un, initial, indique l'origine, on ſi l'on veut, le principe, le premier point d'attache, celui qui eſt le plus ordinairement fixe; l'autre, final, exprime l'inſertion, la terminaiſon, le ſecond point d'attache, celui qui eſt le plus ordinairement mobile; car il ne faut jamais perdre de vue que ce n'eſt là qu'une diſtinction de méthode, & que le point d'attache d'un muſcle qui, dans une ſituation, ſe trouve fixe, devient mobile dans une attitude contraire,

Pluſieurs de nos dénominations ſont compoſées de trois mots, & quelques-unes de quatre; mais il n'y a jamais que deux expreſſions eſſentielles; les autres ſervent ou à indiquer quelque particularité qu'il importe de ſaiſir dans l'étude & la démonſtration, ou à diſtinguer des muſcles qui auroient à peu près les mêmes attaches, ou enfin, à exprimer d'une manière plus précise les différences de leurs attaches. Dans l'exposition sommaire des muscles, nous avons suivi l'ordre de leur situation respective, telle qu'on l'observe à la dissection ; mais afin que l'on puisse saisir plus facilement le systême de notre nomenclature, nous avons cru devoir rapprocher en forme de tableau, toutes les dénominations qui expriment des attaches à une même partie, & qui par conséquent dérivent du même mot ou de la même racine.

LE STERNUM fournit un premier point d'attache à six muscles qui, par cette raison, ont été nommés,

Le STERNO-pubien. . . . . §. I.
Le STERNO-*clavio*-huméral. . . . . . II.
Le STERNO-*clavio*-mastoïdien. . . . XX.
Le STERNO-hyoïdien . . . . *ibid.*
Le STERNO-thyroïdien . . . . *ibid.*
Les STERNO-costaux . . . . . . XXVI.

LES COTES, *costæ* des latins, ont fourni les dénominations suivantes ; 1°. par rapport au premier point d'attache.

Le COSTO-abdominal. . . . . . . §. I.
Le COSTO-claviculaire . . . . II.
Le COSTO-coracoïdien. . . . . II.
Le COSTO-*basi*-scapulaire . . . . II.
Le COSTO-trachélien . . . . XXV.

On doit y ajouter la première branche du grand muscle sacro-spinal, nommée

La branche COSTO-trachélienne. . XXIII.

2°. Par rapport à l'insertion ou second point d'attache.

Le *cervici*-dorſo-COSTAL. . . . . §. III.
Le *dorſi*-lumbo-COSTAL . . . . . . III.
L'ilio-*lumbi*-COSTAL. . . . . . . XXV.
Les inter-COSTAUX . . . . . . XXVI.
Les ſterno-COSTAUX . . . . *ibid.*
Les ſur-COSTAUX . . . . *ibid.*
Les ſous-COSTAUX. . . . . *ibid.*

LA CLAVICULE, *clavis*, *clavicula* des latins, a fourni les dénominations ſuivantes; 1°. par rapport au premier point d'attache.

Le ſterno-CLAVIO-huméral . . . . §. II.
Le ſterno-CLAVIO-maſtoïdien. . . . XX.

2°. Par rapport à l'inſertion ou ſecond point d'attache.

Le coſto-CLAVICULAIRE . . . . . §. II.

3°. L'extrêmité acromienne de la clavicule étant applatie, préſente deux bords, & concourt à former le bord *ſus-acromien* & *ſous-acromien* de l'épaule.

L'*occipiti*-dorſo-SUS-ACROMIEN . . §. III.
Le SOUS-ACROMIO-huméral . . . . IV.

LE SCAPULUM & ſes différentes parties ont fourni les dénominations ſuivantes; 1°. par rapport au premier point d'attache.

Le SCAPULO-hyoïdien . . . . . §. XX.
Le SCAPULO-*huméro*-olécranien . . . VI.
Le SCAPULO-*coraco*-radial. . . . . . V.
L'*anguli*-SCAPULO-huméral . . . . . IV.
Le petit ſus-SCAPULO-trochitérien . . *ibid.*
Le grand ſus-SCAPULO-trochitérien. . *ibid.*
Le ſous-SCAPULO-trochitérien. . . . *ibid.*

2°. Par rapport au ſecond point d'attache ou la terminaiſon.

Le coſto-*baſi*-SCAPULAIRE. . . . . §. II.
Le dorſo-*baſi*-SCAPULAIRE . . . . . III.
Le trachélo-SCAPULAIRE . . . . . *ibid.*

3°. L'apophyſe coracoïde, partie du ſcapulum, a fourni les dénominations ſuivantes :

Le CORACO-huméral. . . . . . . §. IV.
Le ſcapulo-CORACO-radial. . . . . . V.
Le coſto-CORACOIDIEN . . . . II.

L'HUMÉRUS & ſes différentes parties qu'on diſtingue par des noms particuliers, ont fourni les dénominations ſuivantes :

1°. Par rapport à la terminaiſon ou ſecond point d'attache.

Le ſterno-*clavio*-HUMÉRAL . . . . §. II.
Le ſous-acromio-HUMÉRAL. . . . . IV.
L'*anguli*-ſcapulo-HUMÉRAL . . . . . IV.
Le lumbo-HUMÉRAL. . . . . III.
Le coraco-HUMÉRAL . . . . IV.

2°. Les grandes & petites tubéroſités de l'humérus que nous avons nommé le *trochiter* & le *trochin*, ont fourni la dénomination aux trois muſcles qui s'y attachent, ſavoir :

Le grand ſus-ſcapulo-TROCHITÉRIEN. . IV.
Le petit ſus-ſcapulo-TROCHITÉRIEN.. *ibid.*
Le ſous-ſcapulo-TROCHINIEN. . . . *ibid.*

3°. Les muſcles qui, de l'humérus, ſe portent comme d'un point fixe au radius, au cubitus, à la face métacarpienne, ſont,

L'HUMÉRO-cubital . . . . §. V.
L'HUMÉRO-ſus-radial. . . . . . . VIII.
L'HUMÉRO-ſus-métacarpien . . . . *ibid.*

Le ſcapulo-HUMÉRO-olécranien . . . VI.

4°. Le tubercule de l'humérus, nommé ſucceſſivement le petit condile, le condile court, le condile interne ou poſtérieur, & que nous nommons l'*épitrochlée*, a fourni les dénominations ſuivantes :

L'ÉPITROCHLO-radial . . . . . §. VII.
L'ÉPITROCHLO-métacarpien . . . . *ibid.*
L'ÉPITROCHLO-palmaire. . . . . . *ibid.*
L'ÉPITROCHLO-phalanginien comm. . *ibid.*

5°. Le tubercule de l'humérus que nous nommons l'épicondile, a fourni les dénominations ſuivantes :

L'ÉPICONDILO-ſus-métacarpien. . §. VIII.
L'ÉPICONDILO-ſus-phalangettien com. *ibid.*
L'ÉPICONDILO-ſus-phalangettien du petit doigt . . . . *ibid.*
L'ÉPICONDILO-cubital . . . . . . *ibid.*
L'ÉPICONDILO-radial. . . . . . . *ibid.*

LE CUBITUS & ſa groſſe apophyſe, diſtinguée ſous le nom d'*olécrane*, a fourni la dénomination à trois muſcles qui s'y terminent, ſavoir :

L'huméro-CUBITAL . . . . §. V.
L'épicondilo-CUBITAL . . . . . . VIII.
Le ſcapulo-*huméro*-OLÉCRANIEN . . . VI.

2°. Par rapport à un premier point d'attache au cubitus, un plus grand nombre de muſcles a reçu les dénominations ſuivantes :

Le CUBITO-carpien. . . . . . . §. VII.
Le CUBITO-radial . . . . *ibid.*
Le CUBITO-phalangettien comm. . . *ibid.*
Le CUBITO-ſus-métacarpien . . . . VIII.

Le CUBITO-ſus-métacarpien du pouce. *ibid.*
Le CUBITO-ſus-phalangien du pouce. *ibid.*
Le CUBITO-ſus-phalangettien du pouce. *ibid.*
Le CUBITO-ſus-phalangettien de l'index. *ibid.*

LE RADIUS a fourni les dénominations ſuivantes pour les muſcles qui s'y terminent, & ils ſont en aſſez grand nombre.

Le ſcapulo-*coraco*-RADIAL . . . . . §. V.
L'épitrochlo-RADIAL . . . . VII.
L'huméro-ſus-RADIAL . . . . VIII.
L'épicondilo-RADIAL . . . . *ibid.*
Le cubito-RADIAL . . . . VII.

2°. Un ſeul muſcle, par rapport à un premier point d'attache au radius, eſt nommé,

Le RADIO-phalangettien du pouce . . VII.

LE CARPE a fourni les dénominations ſuivantes: 1°. les muſcles qui, du carpe, prennent un point d'attache pour ſe porter aux doigts ou au métacarpe, ſont,

Le CARPO-ſus-phalangien du pouce. §. IX.
Le CARPO-métacarpien du pouce . . *ibid.*
Le CARPO-phalangien du pouce . . *ibid.*
Le CARPO-phalangien du petit doigt. *ibid.*
Le CARPO-métacarpien du petit doigt. *ibid.*

2°. Un ſeul muſcle a reçu une dénomination à cauſe de ſa terminaiſon au carpe; c'eſt

Le cubito-CARPIEN . . . . . . §. VII.

LE MÉTACARPE a fourni la partie initiale du nom des muſcles qui ont, à cette région, un premier point d'attache.

Le MÉTACARPO-phalangien du pouce. IX.
Les MÉTACARPO-*latéri*-phalangiens c. *ibid.*

Il a fourni la partie finale du nom des muſcles qui s'y terminent.

L'épitrochlo-MÉTACARPIEN . . . . VII.
L'huméro-ſus-MÉTACARPIEN. . . . VIII.
L'épicondilo-ſus-MÉTACARPIEN. . . *ibid.*
Le cubito-ſus-MÉTACARPIEN. . . . *ibid.*
Le cubito-ſus-MÉTACARPIEN du pouce. *ibid.*
Le carpo-MÉTACARPIEN du pouce . . IX.
Le carpo-MÉTACARPIEN du pet. doigt. *ibid.*

Les PHALANGES, les PHALANGINES & les PHALANGETTES des doigts, ont fourni la dénomination des muſcles qui s'y terminent ; ces muſcles ſont en très-grand nombre : nous les rappellerons ici, en conſervant la diviſion ordinairement ſuivie en muſcles communs & en muſcles propres.

Muſcles communs.

1 long... L'épicondilo-ſus-PHALANGETTIEN commun . . . . §. VIII.
1 long.. L'épitrochlo-PHALANGINIEN C. VII.
1 long... Le cubito-PHALANGETTIEN C. *ibid.*

Nota. Chacun de ces muſcles ſe diviſe en quatre tendons, & les quatre derniers doigts reçoivent un tendon de chacun de ces muſcles.

4 petits. Les palmi-tendo-PHALANGIENS. IX.

Ils fourniſſent un tendon à chacun des quatre derniers doigts.

7 petits. Les métatarſo-*latéri*-PHALANG. IX.

Chacun des quatre derniers doigts reçoit deux tendons, à l'exception du petit doigt qui n'en reçoit qu'un.

Mufcles propres au pouce.

1 long... Le cubito-fus-MÉTACARPIEN du pouce *. . . . . §. VIII.

1 long... Le cubito-fus-PHALANGIEN du pouce . . . . *ibid.*

1 long... Le cubito-fus-PHALANGETTIEN du pouce . . . . *ibid.*

1 long. Le radio-PHALANGETTIEN du p. VII.

1 petit.... Le carpo-fus-PHALANGIEN du pouce . . . . IX.

1 petit.... Le carpo-PHALANGIEN du p. *ibid.*

1 petit.... Le métacarpo-PHALANGIEN du pouce . . . . *ibid.*

Mufcles propres au doigt index & au petit doigt.

1 long... Le cubito-fus-PHALANGETTIEN de l'index * . . . . §. VII.

1 long... L'épicondilo-fus-PHALANGETTIEN du petit doigt * . . . . VIII.

1 petit.... Le carpo-PHALANGIEN du petit doigt. . . . . IX.

Nota. Albinus & M. Sabatier divifoient ce mufcle en deux portions, qu'ils comptoient pour deux mufcles féparés & diftincts.

Ainfi, vingt-cinq mufcles fourniffent aux doigts vingt-trois tendons, dans l'ordre fuivant; favoir:

7.... au pouce.
7.... au doigt index.
6.... au grand doigt.
6.... au doigt annulaire.
7.... au petit doigt ou auriculaire.

Mais en confidérant le mufcle du pouce marqué *,

comme un muſcle propre au métatarſe, ou comme un acceſſoire du cubito-ſus-phalangien; conſidérant auſſi les muſcles de l'index & de l'auriculaire, marqués d'une *, comme acceſſoires de l'extenſeur commun ou cubito-ſus-phalangettien commun; nous trouvons pour chaque doigt ſix tendons; &, dans l'ordre ſuivant, trois ſont fournis par les longs muſcles attachés ſur l'avant-bras, un par les petits muſcles attachés ſur le carpe, & les deux autres par les petits muſcles ſitués au métacarpe ou entre les os du métacarpe.

LE SACRUM fournit un point fixe à trois muſcles, dont un fort grand, *triceps* ou *trifidus*, parce qu'il eſt partagé en trois branches, s'étend tout le long de la face ſpinale des vertèbres: ces muſcles, qui ont reçu la première partie de leur dénomination du ſacrum, ſont,

Le SACRO-ſpinal . . . . . . §. XXIII.
Le SACRO-trochantérien . . . . . . XI.
L'*ilii*-SACRO-fémoral . . . . *ibid.*

La face SPINALE des vertèbres eſt recouverte par un long muſcle qui, par différens faiſceaux, s'attache à preſque toutes les vertèbres, ce qui a fait donner à ce muſcle la dénomination de

Sacro - SPINAL . . . . XXIII.

LE COCCIX a fourni la dénomination du muſcle

Iſchio-COCCIGIEN. . . . . . §. XXV.

Toute l'étendue de la colonne vertébrale eſt partagée par les anatomiſtes, en trois portions, ſous les noms de *lombes*, *dos* & *cou*.

Les LOMBES, *lumbus* ou *lumbi* des latins,

fourniſſent un premier point d'attache aux muſcles ſuivans :

Le LUMBO-abdominal . . . . . . §. I.
Le LUMBO-huméral . . . . III.
L'ilio-LUMBI-coſtal. . . . . . . XXV.
Le *dorſi*-LUMBO-coſtal . . . . III.
La branche LUMBO-cervicale du grand muſcle ſacro-ſpinal. . . . . XXIII.

La face PRÉLOMBAIRE ou antérieure des lombes, donne un premier point d'attache à deux muſcles,

Le PRÉLUMBO-pubien . . . . §. XXIV.
Le PRÉLUMBO-trochantinien . . . XIII.

Le DOS, *dorſum* des latins, a fourni la première partie de la dénomination des muſcles ſuivans :

Le DORSO-trachélien . . . . . §. XXII.
Le DORSI-lumbo-coſtal. . . . . . . III.
Le DORSI-trachélo-occipital. . . . XXII.
La branche DORSO-trachélienne du muſcle ſacro-ſpinal. . . . . XXIII.
L'occipiti-DORSO-ſus-acromien . . . III.
Le *cervici*-DORSO-coſtal . . . . *ibid.*
Le DORSO-*baſi*-ſcapulaire . . . . . *ibid.*

La face PRÉDORSALE, ou antérieure des vertèbres du dos, donne un premier point d'attache à un muſcle qui, par cette raiſon, eſt dit,

Le PRÉDORSO-atloïdien. . . . . XXIV.

On diſtingue au cou, ſa face poſtérieure, nommée *cervicale;* ſa face antérieure, nommée *trachélienne :* on y remarque auſſi plus particulièrement deux vertèbres, ſavoir; la première appellée *atloïde*, & la ſeconde, dite *axoïde*.

1°. Les muſcles qui ont leurs attaches premières aux épines CERVICALES, ou qui s'y terminent, ſont,

Le CERVICO-maſtoïdien . . . . §. XXII.
Le CERVICI-dorſo-coſtal . . . . . . III.
La branche lumbo-CERVICALE du grand muſcle ſacro-ſpinal.
Les inter-CERVICAUX . . . . §. XXIII.

2°. Ceux qui ſont attachés à la face ou aux apophyſes TRACHÉLIENNES, & qui en reçoivent la première ou la ſeconde partie de leur dénomination, ſont,

Le TRACHÉLO-ſcapulaire . . . . §. III.
Le TRACHÉLI-atloïdo-occipital. . . XXI.
Le grand TRACHÉLO-baſilaire . . XXIV.
Le petit TRACHÉLO-baſilaire . . . *ibid.*
Le coſto-TRACHÉLIEN . . . . . XXV.
Les inter-TRACHÉLIENS . . . . XXIII.
La branche coſto-TRACHÉLIENNE du muſcle ſacro-ſpinal. . . . . *ibid.*
La branche dorſo-TRACHÉLIENNE du muſcle ſacro-ſpinal. . . . . *ibid.*

3°. Ceux qui ont leurs attaches à l'ATLOIDE, ſont,

Le trachéli-ATLOIDO-occipital . §. XXII.
Le tuber-ATLOIDO-occipital . . . . *ibid.*
Le *ſpini* axoïdo-*trachéli*-ATLOIDIEN. . *ibid.*
Le prédorſo-ATLOIDIEN . . . . XXIV.

4°. Ceux qui ont leurs attaches à l'AXOIDE, ſont,

Le ſpini-AXOIDO-occipital. . . §. XXII.

Le *ſpini*-AXOIDO-*tracheli*-atloïdien. . *ibid.*

L'OCCIPITAL & ſa portion BASILAIRE donne attache à des muſcles qui, d'après cette raiſon, ont reçu une partie de leurs dénominations.

L'OCCIPITI-dorſo-ſus-acromien . . §. III.
Le tracheli-atloïdo-OCCIPITAL . . XXII.
Le ſpini-axoïdo-OCCIPITAL . . . . *ibid.*
Le tuber-atloïdo-OCCIPITAL . . . . *ibid.*
Le grand trachélo-BASILAIRE . . XXIV.
Le petit trachélo-BASILAIRE . . . . *ibid.*
Le trachéli-atloïdo-BASILAIRE. . . . *ibid.*

Les muſcles qui ont leurs attaches à l'apophyſe MASTOIDE, ſont,

Le ſterno-*clavio*-MASTOIDIEN . . §. XX.
Le cervico - MASTOIDIEN . . . . XXII.
Le MASTOIDO-génien . . . . . . XX.
Ceux qui ſe terminent à l'os HYOIDE, ſont,
Le ſtylo-HYOIDIEN . . . . . . §. XX.
Le mylo-HYOIDIEN . . . . *ibid.*
Le génio-HYOIDIEN . . . . *ibid.*
Le ſterno-HYOIDIEN . . . . *ibid.*
Le ſcapulo-HYOIDIEN . . . . . . *ibid.*

L'OS MAXILLAIRE & les différentes éminences qu'on y diſtingue par des noms particuliers, ont fourni une partie de la dénomination aux muſcles ſuivans :

Le temporo-MAXILLAIRE . . . §. XXI.
Le zigomato - MAXILLAIRE . . . . *ibid.*
Le ptérigo-anguli-MAXILLAIRE . . . *ibid.*
Le ptérigo-colli-MAXILLAIRE. . . . *ibid.*

Le

Le mastoïdo-GÉNIEN . . . . XX.
Le GÉNIO-hyoïdien . . . . *ibid.*
Le MYLO-hyoïdien . . . . *ibid.*

L'étendue de l'os innominé a déterminé les anatomistes à le diviser en trois portions ou régions, sous les noms d'*ilium*, *ischium* & *pubis ;* chacune de ses parties fournit des attaches à des muscles, & qui, par conséquent, en ont reçu une partie de leurs dénominations.

1°. Par rapport aux attaches au PUBIS,
Le sus-PUBIO-fémoral . . . . . §. XIII.
Le sous-PUBIO-crêti-tibial . . . . XIV.
Le *spini*-PUBIO-fémoral. . . . . . *ibid.*
Le PUBIO-ombilical . . . . I.
Le sterno-PUBIEN . . . . I.
Le prélumbo-PUBIEN . . . . . XXIV.

2°. L'ILIUM a fourni les dénominations suivantes :
Le grand ILIO-trochantérien . . . §. XI.
Le petit ILIO-trochantérien . . . . *ibid.*
L'ILIO-abdominal . . . . I.
L'ILII-sacro-fémoral . . . . XI.
L'ILIO-aponévrosi-fémoral. . . . . XII.
L'ILIO-creti-tibial . . . . XIII.
L'ILIO-rotulien . . . . *ibid.*
L'ILIO-lumbi-costal . . . . XXV.
L'ILIACO-trochantinien . . . . . XIII.

3°. L'ISCHIUM a donné les dénominations suivantes :
L'ISCHIO-basi-trochantérien . . . §. XI.
L'ISCHIO-fémoral . . . . XIV.
L'ISCHIO-crêti-tibial . . . . XV.
L'ISCHIO-popliti-tibial . . . . . . *ibid.*

L'ISCHIO-fémoro-péronier . . . . . *ibid.*
L'ISCHIO-coccigien . . . . . . XXV.
Le *trochléi*-ISCHIO-trochantérien . . . XI.

4°. Le trou PELVIEN, partie de l'os innominé, donne attache à deux muſcles qui, d'après leur ſituation & leurs attaches, ſont déſignés ſous les noms

D'intra-PELVIO-trochantérien . . §. XI.
Extra-PELVIO-trochantérien . . . . XII.

Le FÉMUR & ſes éminences, diſtinguées par des noms particuliers, donne attache à beaucoup de muſcles; 1°. ceux qui s'y terminent ſont,

L'*ilii*-ſacro-FÉMORAL . . . . . . §. XI.
L'ilio-aponévroſi-FÉMORAL. . . . . XII.
Le pubio-FÉMORAL . . . . XIII.
Le ſous-pubio-FÉMORAL . . . . . XIV.
L'iſchio-FÉMORAL. . . . . *ibid.*

2°. Ceux qui ſe terminent au TROCHANTER, ſont,

Le grand ilio-TROCHANTÉRIEN. . §. XI.
Le petit ilio-TROCHANTÉRIEN . . . *ibid.*
Le ſacro-TROCHANTÉRIEN . . . . *ibid.*
L'intra-pelvio-TROCHANTÉRIEN . . *ibid.*
L'extra-pelvio-TROCHANTÉRIEN . . XIII.
L'iſchio-baſi-TROCHANTÉRIEN . . . XI.

2°. Ceux qui ſe terminent au TROCHANTIN, communément petit trochanter, ſont,

Le prélumbo-TROCHANTINIEN . §. XIII.
L'iliaco-TROCHANTINIEN . . . . . *ibid.*

4°. Ceux qui prennent leur origine ou premier point d'attache du fémur, ſont,

Le tri-FÉMORO-rotulien . . . . §. XIII.

L'ischio-FÉMORO-péronier . . . . XV.
Le bi-FÉMORO-calcanien . . . . XVII.
Le petit FÉMORO-calcanien . . . . *ibid.*
Le FÉMORO-popliti-tibial . . . . XVII.

La ROTULE a fourni la dénomination à deux muscles qui s'y terminent, savoir :
Le trifémoro-ROTULIEN . . . . §. XIII.
L'ilio-ROTULIEN. . . . . *ibid.*
Le TIBIA, 1°. par rapport aux muscles qui s'y terminent.
L'ilio-crêti-TIBIAL . . . . . . §. XIII.
Le sous-pubio-crêti-TIBIAL . . . . XIV.
L'ischio-crêti-TIBIAL . . . . XV.
L'ischio-popliti-TIBIAL . . . . . . *ibid.*
Le fémoro-popliti-TIBIAL. . . . . XVII.
2°. Par rapport à un premier point d'attache au tibia.
Le TIBIO-sus-tarsien. . . . . . §. XVI.
Le TIBIO-calcanien . . . . . . XVII.
Le TIBIO-phalangettien com. . . . *ibid.*
Le TIBIO-tarsien . . . . *ibid.*
Le PÉRONÉ reçoit l'insertion d'un seul muscle qui est

L'ischio-fémoro-PÉRONIER . . . .
mais il fournit un premier point d'attache à plusieurs, savoir :
Le PÉRONÉO-sus-phalang. du p... §. XVI.
Le PÉRONÉO-sus-phalangettien com. . *ibid.*
Le grand PÉRONÉO-sus-métatarsien . . *ibid.*
Le petit PÉRONÉO-sus-métatarsien . . *ibid.*
Le PÉRONÉO-sous-tarsien . . . . . *ibid.*
Le PÉRONÉO-sous-phalangettien du p. XVII.

Le CALCANÉUM, le plus grand os du tarſe, reçoit la terminaiſon des muſcles ſuivans, ſavoir:

Le bi-fémoro-CALCANIEN . . . §. XVII.

Le petit fémoro-CALCANIEN . . . . *ibid.*

Le tibio-CALCANIEN . . . . *ibid.*

Il fournit un premier point d'attache à d'autres muſcles qui ſont,

Le CALCANÉO-phalangien du pouce. XVIII.

Le CALCANÉO-phalanginien commun. *ibid.*

Le CALCANÉO-phalangien du pet. ort. *ibid.*

Le CALCANÉO-ſus-phalangettien com. XIX.

Le TARSE a fourni la finale de la dénomination pour les muſcles qui s'y terminent, & qui ſont,

Le tibio-TARSIEN . . . . . . §. XVII.

Le tibio-ſus-TARSIEN . . . . . . XVI.

Le péronéo-TARSIEN . . . . *ibid.*

Le MÉTATARSE a de même fourni la dénomination aux muſcles qui s'y fixent, ſavoir:

Le grand péronéo-ſus-MÉTATARSIEN. *ibid.*

Le petit péronéo-ſus-MÉTATARSIEN.. *ibid.*

Nota. Les muſcles qui du tarſe & du métatarſe ſe portent aux orteils, ſeront rapportés dans l'article ſuivant.

Les PHALANGES, les PHALANGINES & les PHALANGETTES des orteils, reçoivent beaucoup de muſcles que l'on diviſe ordinairement en communs & en propres.

Les muſcles communs à pluſieurs orteils, ſont,

1 long... Le péronéo-ſus-PHALANGETTIEN commun . . . . §. XVI.

1 long... Le tibio-PHALANGETTIEN c. XVII.
1 moyen..... Le calcanéo - PHALANGINIEN commun . . . . XVIII.

Chacun de ces muſcles fournit quatre tendons, ſavoir, un à chacun des quatre des derniers orteils.

1 moyen... le calcanéo-ſus-PHALANGETTIEN commun. . . . . XIX.

Ce muſcle fournit quatre tendons, un au quatre premiers orteils; le petit doigt ne reçoit point de tendon de ce muſcle.

4 petits.. Les planti-tendo-PHALANG. XVIII.

Ils fourniſſent un tendon à chacun des quatre derniers orteils.

7 petits... Les métatarſo-*latéri*-PHAL. XVIII.

Chacun des quatre derniers orteils reçoit deux tendons, à l'exception du plus petit, qui n'en reçoit qu'un.

Les muſcles propres au pouce ou gros orteil, ſont,

1 long.... Le péronéo-ſus-PHALANGIEN du pouce . . . . §. XVI.
1 long... Le péronéo - PHALANGET. XVII.
1 moyen... Le calcanéo - PHALANG. XVIII.
1 petit... Le tarſo-PHALANGIEN . . . *ibid.*
1 petit... Le métatarſo-PHALANGIEN. . *ibid.*
1 petit... Le métatarſo-PHALANGIEN tranſverſal . . . . *ibid.*

Les muſcles propres au 5ᵉ. ou petit orteil, ſont,

1 moyen... Le calcanéo - PHALANGIEN du petit orteil . . . . *ibid.*

1 petit... Le métatarſo-PHALANGIEN du petit orteil . . . . *ibid.*

Ainſi nous trouvons vingt-cinq muſcles qui fourniſſent 35 tendons, ſavoir; ſept pour chaque orteil; &, dans l'ordre ſuivant, deux tendons ſont fournis par les longs muſcles attachés ſur la jambe; deux ſont fournis par des muſcles moyens en grandeur, attachés au calcanéum, ou à l'extrémité calcanienne du tarſe. Les trois autres tendons ſont fournis par des muſcles plus courts, dont les corps charnus ſont attachés ou au métatarſe, ou près le métatarſe; ce qui correſpond à l'ordre des muſcles deſtinés pour les doigts de la main, dont les uns ſont ſitués ſur l'avant-bras, les autres au carpe, & les autres au métacarpe.

Les muſcles que nous avons indiqués juſqu'ici ont leurs attaches d'un os à un autre; mais il en eſt quelques-uns qui ſe terminent à des parties molles ou qui y ont leur origine: le principe de leur dénomination eſt toujours le même; ainſi,

Le coſto-ABDOMINAL . . . . . . §. I.
L'ilio - ABDOMINAL . . . . *ibid.*
Le lumbo-ABDOMINAL . . . . . . *ibid.*
Le pubio - OMBILICAL . . . . . . *ibid.*

ont reçu leur dénomination de leur terminaiſon, à la ligne médiane de l'ABDOMEN ou près de l'OMBILIC. Les muſcles qui ſe terminent à la face PALMAIRE de la main, ou qui prennent leur origine des TENDONS ſitués à la paume de la main, ont reçu leur dénomination de cette diſpoſition; tels ſont

L'épitrochlo - PALMAIRE. . . . . §. XII.
Le PALMAIRE-cutanée . . . . . . IX.
Les PALMI-TENDO-phalangiens . . . *ibid.*

La même raiſon a fait donner à quatre petits

muſcles qui ont leur premier point d'attache aux TENDONS ſitués à la face PLANTAIRE du pied, le nom de

PLANTI-TENDO-phalangiens.

Enfin, un muſcle très-mince, mais très-large, dont les fibres paroiſſent naître du tiſſu cellulaire & des tégumens qui recouvrent le THORAX, la région ſcapulaire, & qui, de là, ſe portent obliquement à l'os maxillaire, & ſe perdent aux tégumens & au tiſſu cellulaire de la FACE, a été nommé, d'après ces conſidérations,

Le thoraco-maxilli-FACIAL.

NOTES.

RELATIVES A L'EXPOSITION DES MUSCLES.

(*a*) *Page* 4. Quand un muſcle a deux points *d'origine* très-diſtincts, & qu'il importe de remarquer, nous les comprenons dans la dénomination, & nous les indiquons par la terminaiſon en *o* du premier & du ſecond mot; ainſi nous diſons le muſcle *ſterno-clavio-huméral*, parce que ce muſcle eſt composé de deux portions diſtinctes, par la direction de leurs fibres, & ſéparées par quelques lames cellulaires : l'une de ces portions eſt attachée au ſternum, l'autre à la clavicule, & leur réunion forme un tendon commun, qui ſe fixe à l'humérus. Il en eſt de même pour la dénomination du muſcle *ſterno-clavio-maſtoïdien*, qui, du ſternum & de la clavicule, où il eſt attaché par deux portions diſtinctes, ſe porte à l'apophyſe maſtoïde. Les anatomiſtes déſignent ordinairement ce muſcle ſous le nom de *ſterno-cleido-maſtoïdien.* Cette dénomination eſt ſans doute très-bonne, puiſque le mot grec *cleido* exprime l'attache à la clavicule; mais comme les ligamens de la clavicule ſont généralement appellés *claviculaires*, & non pas *cleidiens.* Comme les nerfs, les vaiſſeaux qui paſſent ſous cet os, ſont nommés par tous les atanomiſtes, *artère*, *veine ſous-clavières*, & non pas *ſous-cleidiennes* ou *hypo-cleidiennes.* Nous avons cru devoir ſupprimer le mot *cleido*, & le remplacer par celui de *claviculo* ou *clavio*, qui n'en eſt qu'une contraction, & qui a déjà fourni beaucoup d'autres mots dérivés & adoptés dans la langue anatomique.

Si nous avons ſeulement à exprimer la continuité des attaches d'un muſcle à différentes parties, ou ſi, pour le diſtinguer d'un muſcle voiſin, nous devons indiquer l'endroit précis de ſon inſertion à quelque partie d'un os, alors nous en employons la terminaiſon en *i;* ainſi nous diſons *cervici-dorſo-coſtal*, pour faire entendre que ce muſcle a quelques attaches au ligament & aux épines cervicales, mais principalement aux épines dorſales, & que ces deux portions muſculaires ſe terminent aux côtes. Au contraire, nous diſons *coſto-baſi-ſcapulaire*, pour faire ſentir que ce muſcle-ci s'attache des côtes à la baſe du ſcapulum. Ces diſtinctions ſont eſſentielles dans les démonſtrations & pour l'étude anatomique. Mais dans la pratique ordinaire, il suffira d'indiquer d'une manière précise le point principal & caractéristique de *l'origine* & de *l'insertion* d'un muscle; ainsi on pourra supprimer dans les dénominations la plupart des mots terminés en *i*; on a même eu soin, dans le cours de cet ouvrage, de mettre en caractères italiques le mot qui peut être supprimé dans chaque dénomination.

(*b*) *Page 6.* Pour bien saisir la dénomination de ces muscles & de quelques-uns de ceux qui seront indiqués dans les paragraphes suivans, il faut nécessairement rappeller quelques notions ostéologiques.

L'épaule est formée de deux os : un long, situé à la partie antérieure ou *face sterno-costale du thorax*, appellé par les grecs *cleis*, *cleides* ou *cleidion*; par les latins, *jugulum*, *os jugulare*, *furcula ligula*, quelquefois même *humerus*, mais plus communément *clavis*, *clavicula*; & par les premiers anatomistes françois, *fourcette*, *fourchette d'en haut*, *clavette*, *les clefs*, *les gosiers*, est généralement connu aujourd'hui sous le nom de *clavicule*. Pour étudier cet os, & en indiquer les différentes parties, les anatomistes le divisent en corps & en extrémités; le corps est la partie moyenne de l'os; les extrémités sont au nombre de deux; l'une inférieure, antérieure & interne, plus grosse, s'articule avec le sternum; on la nomme *extrémité sternale*; l'autre supérieure, postérieure & externe, plus mince & applatie, se joint à l'acromion; nous la nommons *extrémité acromienne*. L'applatiſſement de cette extrémité permet d'y diſtinguer deux faces ; l'une ſupérieure ou trachélienne ; l'autre inférieure ou coſtale, & deux bords que nous déſignons ſous les noms de *bord ſus-acromien*, & bord *ſous-acromien* de la clavicule.

L'autre os de l'épaule, ſitué à la partie poſtérieure ou *face coſto-ſpinale du thorax*, eſt communément appellé, d'après les grecs, *omoplate ;* les premiers anatomiſtes françois lui donnoient le nom de *palleron*, & les latins lui ont donné ſucceſſivement les noms de *ſcoptulum* ou *ſcutulum opertum*, *ſpatula*, *ala*, *latitudo humeri*, *clypeus*, *ſcutum thoracis ;* quelques-uns même l'ont appellé *humerus*, & plus communément *ſcapula* ou *os ſcapulæ ;* mais comme les artères qui ſe diſtribuent à la ſurface ou dans le voiſinage de cet os, comme les ligamens qui ſervent à le fixer, ſont généralement appellés *ſcapulaires ;* enfin, comme tous les anatomiſtes s'accordent à nommer *ſous-ſcapulaire* un muſcle attaché à cet os ; pour éviter la multiplicité des dénominations, l'embarras & les inconvéniens qui en réſultent néceſſairement, nous avons cru devoir adopter le mot de *ſcapulum*.

Cet os large, plat, a une figure triangulaire ; on y diſtingue par conſéquent deux faces, trois angles & trois bords.

Des angles, l'un poſtérieur, ſupérieur & le plus mince, eſt nommé *angle cervical ;* le ſecond antérieur, eſt dit *huméral ;* il eſt ſaillant, mais tronqué, fort épais, & préſente ſur le plan de ſon épaiſſeur, une excavation peu proſonde, de figure ovoïde, encroûtée d'un cartilage, & deſtinée à l'articulation de la tête de l'humérus : on nomme cette cavité, *glénoïde.* « Au deſſus de cette cavité, qui eſt portée par » une eſpèce de cou, s'élève une apophyſe » conſidérable, fort ſaillante, en manière de » doigt courbé; on la nomme *apophyſe cora-* » *coïde* », parce que les grecs, dit-on, la comparoient au bec d'un corbeau. Le troiſième angle du ſcapulum eſt épais, mais applati ſur ſes deux faces; nous le diſtinguons ſous le nom d'*angle coſtal.*

Des trois bords de cet os, le plus long & le plus remarquable pour l'attache des muſcles, s'étend de l'angle cervical à l'angle coſtal. Sa ſituation près les épines dorſales, pourroit le faire nommer *bord ſpinal;* mais il eſt généralement connu ſous le nom de *baſe*, & cette dénomination mérite d'être conſervée. Le plus petit ou ſupérieur, communément *côte* ou *coſte ſupérieure de l'omoplate*, s'étend de l'angle cervical à l'angle huméral; nous le nommons *bord cervical.* Le troiſième, le plus épais de tous, communément *côte inférieure de l'omoplate*, eſt dit, *bord coſtal.*

La face de cet os qui regarde les côtes, appellée par les uns, *antérieure*, par les autres; *interne*, eſt concave, traverſée par des lignes ſaillantes & dirigées obliquement de la baſe à l'angle huméral; nous la nommons *face* ou *foſſe ſous-ſcapulaire.* L'autre, qui a été dite par les anatomiſtes, *poſtérieure* ou *externe*, eſt convexe; nous la nommons *face ſus-ſcapulaire :* elle eſt partagée en deux portions de grandeur inégale, par une *épine* qui, de la base du scapulum, s'élève peu à peu & se porte obliquement du côté de l'angle huméral; là elle se prolonge au delà de cet angle, & elle forme une apophyse considérable par sa saillie; apophyse connue depuis les grecs, sous le nom d'*acromion* (nom composé, qui signifie sommet de l'épaule). La disposition de cette épine du scapulum, nous fait distinguer à la face sus-scapulaire deux portions, l'une grande & l'autre petite; & comme les bords de cet os sont un peu élevés, on a nommé ces portions, l'une *fosse sus-épineuse*, & l'autre *fosse sous-épineuse*; nous les distinguons plus commodément par les noms de *grande fosse* ou *face sus-scapulaire*, & *petite face* ou *fosse sus-scapulaire*.

La forme saillante & applatie de l'acromion permet encore aux anatomistes d'y distinguer deux faces & deux bords; « l'un supérieur, » concave, à l'extrémité duquel se trouve une » facette pour l'articulation de l'extrémité de » la clavicule, & l'autre inférieur, convexe, » & plein d'aspérités ». Comme ces deux bords de l'acromion donnent attache des muscles qu'il importe de distinguer, nous distinguons, l'un sous le nom de *bord sus-acromien*, & l'autre sous celui de *bord* ou *crête sous-acromienne*.

L'inspection du scapulum fournit encore quelques autres particularités qu'il importe d'observer, relativement à l'organisation; mais nous nous bornons uniquement aux objets principaux, & qui ont le plus de rapport aux attaches des muscles.

(c) *Page 8.* Si on se bornoit à considérer seulement la situation, la grosseur des extrémités du corps, on n'y trouveroit d'abord aucun point de similitude; mais un examen plus attentif fait bientôt reconnoître qu'il existe entre les extrémités supérieures & les inférieures, un rapport, une correspondance très-frappante; on y voit d'abord la même division pour le nombre & la forme des articulations. L'épaule correspond à la hanche, le bras à la cuisse, l'avant-bras à la jambe, & la main au pied; si on compte trois os à la jambe, tandis qu'on n'en trouve que deux à l'avant-bras, c'est que la rotule doit être considérée comme une appendice du tibia, & correspond exactement à l'olécrane. En poursuivant l'examen & le parallèle des extrémités, on y reconnoîtra le même plan dans la conformation des os, la même correspondance dans la forme, la situation, le nombre des apophyses; enfin essentiellement la même disposition des muscles. Ces observations pressenties depuis long-temps par les anatomistes, nous ont fait penser qu'il seroit avantageux, qu'il étoit même nécessaire de désigner les parties correspondantes par des noms analogues & propres à rappeller l'idée de leur similitude. L'habitude empêche l'homme déjà instruit, de s'appercevoir de l'impropriété & des vices des dénominations qu'il a apprises; mais un jeune étudiant, s'il est attentif, trouve bien singulier d'entendre nommer *tubérosité de l'humérus*, une éminence que, dans le fémur, on nomme *trochanter*, quoique dans ces deux os la forme, la situation & les usages de ces éminences ſoient exactement les mêmes. GARENGEOT, qui en avoit déjà fait la remarque, appelloit *trochanters de l'humérus*, les tubéroſités de cet os ; mais quoique ces parties ſe correſpondent, elles ont cependant des différences qui les caractériſent, & qu'il importe de diſtinguer ; ainſi, pour les exprimer d'une manière propre, & en même temps pour éviter la multiplicité des mots nouveaux, nous avons cru qu'en conſervant la racine du mot *trochanter*, il convenoit d'en varier ſeulement les terminaiſons. Pour faire ſentir les motifs qui nous ont dirigés dans ces dénominations, nous préſenterons ici l'expoſition des parties principales de l'os du bras & de celui de la cuiſſe, qui ont rapport à l'attache des cuiſſes.

L'HUMÉRUS.	*LE FÉMUR.*
Brachion des grecs, *brachium* des latins, *os brachii*, *armi*, *adjutorium*, *parvum brachium*, *canna brachii*, *akrokolia*, *olené*, de quelques anatomiſtes, & plus particulièrement d'après CELSE, *humérus*, *l'os du bras*, *l'os adjutoire*, la *canne du bras*, & ſuivant CH. ETIENNE, *l'os de l'avant-bras*,	*Méros* ou *méran* des grecs, *femur*, *femen*, *coxa*, *agis*, *anchæ os*, des anatomiſtes latins, *crus* de quelques auteurs, mais plus communément *fémur*, *l'os de la cuiſſe*, *l'os fémoral* ou *féminal*, ſuivant CH. ETIENNE,
Eſt le plus grand os de l'extrémité ſupérieure ; on le diviſe en corps & en extrémités.	Eſt le plus grand os de l'extrémité inférieure ; on le diviſe en corps & en extrémités.
L'extrémité ſupérieure ou *ſcapulaire* de cet os, eſt groſſe, & à peu près	L'extrémité ſupérieure ou *iliaque* de cet os, eſt groſſe, & à peu près cy-

L'HUMÉRUS.

cylindrique; on y remarque :

1°. La *tête*, qui est une grosse éminence articulaire de figure sphéroïde.

2°. Au-dessous de la tête un rétrécissement disposé obliquement sur l'axe de l'os; on le nomme le *cou de l'humérus.*

3°. A la partie antérieure & externe, une grosse éminence raboteuse, sur laquelle on distingue des impressions qui servent à l'attache des muscles rotateurs du bras; on la nomme communément la *grosse tubérosité de l'humérus*; mais comme elle a la plus grande ressemblance avec une éminence du fémur, nommée *trochanter*; nous avons cru devoir rappeller cette similitude par la dénomination; ce qui nous a engagés à lui donner le nom de *trochiter.*

4°. A la partie interne de l'os, une autre éminence raboteuse plus petite, nommée *petite tubé-*

LE FÉMUR.

lindrique; on y remarque :

1°. La tête, qui est une grosse éminence articulaire de figure sphéroïde.

2°. Au-dessous de la tête un rétrécissement disposé obliquement sur l'axe de l'os; on le nomme *cou du fémur.*

3°. A la partie antérieure & externe, une grosse éminence raboteuse, qui sert à l'attache des muscles rotateurs de la cuisse; ce qui engagea GALIEN & les anatomistes grecs à lui donner le nom de *trochanter*, qui signifie *rotateur*, ou *éminence pour les rotateurs* (d'après le mot *trochos*, ROTA, ou *trokein*, ROTARE, & dont on a dérivé les mots *trochlée*, *trochisques*, *trochoïdes*, *trochité*, & plusieurs autres semblables, journellement employés dans les sciences, & par les écrivains de tous les pays); dans la suite, on nomma cette apophyse *grand trochanter*; nous lui conservons seulement le nom de *trochanter.*

4°. A la partie interne du fémur, une autre éminence raboteuse, qui sert à l'attache des rotateurs

L'HUMÉRUS.

roſité de l'humérus, & qui ſert à l'attache d'un autre muſcle rotateur du bras, pour la diſtinguer de la première ; nous la nommons *trochin*.

L'extrémité inférieure ou *cubitale* de l'humérus, plus large que l'extrémité ſcapulaire, eſt applatie ſur deux faces ; l'antérieure eſt dite *face palmaire de l'humérus*, & la poſtérieure, *face olécranienne ;* on y reremarque :

1°. Les éminences deſtinées pour l'articulation du bras avec l'avant-bras : elles ſont au nombre de *deux ;* l'une a la forme d'une poulie, taillée & diſpoſée obliquement ; on la nomme ordinairement *poulie cartilagineuſe de l'humérus ;* ce que nous exprimons egalement par le mot de *trochlée de l'humérus*.

L'autre éminence articulaire porte le nom de *petite tête de l'humérus ;* nous lui donnons celui de *condyle*, qui lui convient bien mieux, ce mot étant généralement adopté par

LE FÉMUR.

internes ; on la nomme *petit trochanter ;* mais pour exprimer d'une manière plus préciſe l'attache des muſcles, nous employons le diminutif, *trochantin*.

L'extrémité inférieure ou *tibiale* du fémur, plus large, plus épaiſſe que l'extrémité iliaque, eſt applatie ſur deux faces ; l'antérieure eſt dite, *face rotulienne du fémur*, & la poſtérieure, *face poplitée ;* on y remarque :

1°. Les éminences deſtinées pour l'articulation de la cuiſſe avec la jambe : elles ſont au nombre de *trois ;* l'une a la forme d'une poulie taillée & diſpoſée obliquement ; nous la nommons *trochlée du fémur*. Ce mot *trochlée* étant déjà adopté par les anatomiſtes, pour déſigner des parties qui ont la forme, & qui produiſent l'effet d'une poulie ; ainſi on dit généralement le muſcle *trochléateur* de l'œil.

Les deux autres éminences oblongues & applaties ſur leur convexité, ſont réunies à la trochlée du fémur, mais ſéparées poſtérieurement par une large échancrure ; on les a

L'HUMÉRUS.	*LE FÉMUR.*
les anatomistes, pour désigner toute éminence articulaire, qui n'est pas exactement arrondie, mais plutôt un peu applatie.	nommées *condyles du fémur*, & cette dénomination doit être conservée.
2°. Deux autres éminences raboteuses qui servent uniquement à l'attache des muscles & des ligamens; on leur a donné le nom de *condyles de l'humérus*.	2°. Deux autres protubérances, dont la surface raboteuse sert uniquement à l'attache des muscles & des ligamens; on leur a donné le nom de *tubérosités du fémur*.
L'un, quoique le plus saillant, est nommé le *petit condyle, condyle court, interne* ou *postérieur;* l'autre est nommé *condyle long, externe* ou *antérieur.*	L'une est nommée la *tubérosité interne au fémur*, & l'autre la *tubérosité externe du fémur*.
Pour éviter l'embarras & l'obscurité qui résultent de telles dénominations, nous observons que le condyle interne se trouve au-dessus de la trochlée articulaire, & nous lui donnons le nom d'*épi-trochlée;* le condyle externe étant situé au-dessus du condyle articulaire, est nommé *l'épi-condyle.*	Quoique ces dénominations claires & précises ne puissent induire en erreur, en présentant une idée contraire à ce que l'on observe; cependant, pour conserver une sorte de similitude entre les dénominations des parties correspondantes, nous nommons la tubérosité interne, l'éminence *intra-condyle*, & l'externe reçoit le nom d'éminence *extra-condyle*.

Nous terminerons cette comparaison de l'humérus avec le fémur, par un passage de CELSE : *eterim per omnia femur humero, crus verò brachio simile est : adeò ut habitus quoque & decor alterius ex altero cognoscatur. Quod ab ossibus incipiens, etiam in carne respondet.* Lib. 8.

(*d*) *Page 9.* Nous avions désigné dans nos premiers cours, le muscle, *art.* 2, sous le nom de petit *sus-scapulo-huméral;* & comme, d'après les raisons déjà rapportées, nous considérons les deux portions charnues, *art.* 3 & 4, comme un seul & même muscle, nous les comprenions d'abord sous le nom de grand *sus-scapulo-huméral;* enfin, nous avions désigné le muscle, *art.* 6, sous le nom de *sous-scapulo-huméral.* Ces dénominations expriment sans doute très-bien les attaches de ces muscles qui, des faces sus-scapulaire & sous-scapulaire, se portent à l'humérus; elles se rapprochent aussi davantange des noms ordinairement employés dans les ouvrages d'anatomie, & ce sera peut-être pour quelques anatomistes un motif suffisant pour les préférer; cependant, il nous a paru que l'insertion de ces muscles étoit exprimée d'une manière bien plus précise encore par les noms de *trochitérien* & de *trochinien.* Nous avons déjà indiqué dans la note précédente, les raisons qui nous ont déterminés à donner un nom particulier aux tubérosités de l'humérus: ce mot *tubérosité* n'est en effet qu'un terme générique qui convient à toute éminence dont la surface est inégale & garnie d'aspérités. Pour prévenir toute équivoque, il importe de distinguer par des noms particuliers, toutes les éminences osseuses ou apophyses qui sont remarquables par leur forme, leur situation ou leurs usages évidens. C'est d'après de telles considérations que les anciens anatomistes donnèrent les noms de *mastoïde*, *styloïde*, *coracoïde*, *acromion*, &c. à des éminences de l'os temporal & du scapulum; ces dénominations anciennes, généralement adoptées, ſont très-commodes; 1°. parce qu'elles exemptent les périphraſes & les détails faſtidieux d'une longue ſérie de mots, toujours fatigans pour la mémoire; 2°. parce qu'elles fourniſſent enſuite une ſeconde dénomination pour les parties voiſines, pour les muſcles qui s'y attachent: en effet, ſupprimez de la langue anatomique ce mot d'apophyſe maſtoïde; quel embarras dans l'étude, quelle longueur dans la deſcription de la partie la plus ſimple! Je ne pourrai plus dire en un ſeul mot que ce muſcle ſe termine à l'apophyſe maſtoïde, que ce vaiſſeau paſſe derrière cette apophyſe, &c. mais je ſerai forcé à dire que ce muſcle ſe termine *à la groſſe éminence arrondie & oblongue qui ſe trouve à la partie poſtérieure & inférieure de l'os temporal;* car il faudra cette phraſe entière pour exprimer cette apophyſe, & ne pas la confondre avec une autre voiſine. Il eſt donc fort avantageux de donner des noms particuliers aux éminences des os qui fourniſſent des attaches aux muſcles, ou qui ont quelques rapports avec des parties importantes dans l'économie animale. Auſſi, dans notre nouvelle nomenclature, nous n'avons pas héſité à donner quelques noms à des éminences qui n'en avoient point reçu; ces noms ſont en très-petit nombre, & pour les former, nous avons eu ſoin de choiſir des mots qui ne ſoient point étrangers à la ſcience des mots dont la racine eſt connue, & qui même ont déjà été employés par quelques anatomiſtes anciens & modernes. Ainſi, toutes les éminences qui ont la forme d'une poulie, ſont dans notre nouvelle nomenclature, désignées sous le nom générique de *trochlée*. Celles qui servent à l'attache des muscles rotateurs, celles qui font l'office d'une poulie de renvoi, reçoivent des noms analogues & dérivés de la même racine. GALIEN & les anciens anatomistes grecs avoient donné le nom de *trochanter* à la grosse tubérosité de l'extrémité iliaque du fémur. De cette première dénomination généralement adoptée, nous avons dérivé le nom de *trochiter*, pour désigner la grosse tubérosité de l'humérus qui sert à l'attache des muscles rotateurs du bras, &c.... Une éminence qui est au dessus d'une trochlée, est appellée *épitrochlée*; & d'après ces dénominations premières des parties des os, nous avons formé la dénomination des muscles. Quoique nous soyons dans l'usage d'écrire *trochlée*, *trochanter*; cependant les anatomistes de tous les pays prononcent toujours ces mots comme s'ils étoient écrits, *troklée*, *trokanter*; quelques-uns même conservent cette manière de les écrire, qui paroît se rapprocher davantage de l'étymologie grèque; il en est de même pour les mots *rachis*, *rachita*, *brachial*, *trachélien*, & autres semblables dérivés du grec.

(*e*) *Page 12*. On doit considérer à la main, deux faces, l'une interne, concave, nommée généralement la paume de la main, ou la *face palmaire*; l'autre, externe, convexe, appellée communément le dos de la main, *face sus-palmaire*. Les anatomistes divisent encore la main en trois parties, savoir; en carpe, en métacarpe & en doigts. Le carpe eſt compoſé de huit os dont l'arrangement préſente deux faces; l'une concave ou palmaire, eſt ſimplement nommée *face carpienne;* l'autre convexe & externe, eſt dite *face ſus-carpienne.* Nous comptons au métacarpe cinq os, car nous y comprenons celui qui ſoutient le pouce, & nous y diſtinguons comme au carpe, une *face métacarpienne* & une *face ſus - métacarpienne;* les doigts, au nombre de cinq, ſont, à l'exception du pouce, compoſés de trois pièces oſſeuſes déſignées ſous le terme générique de *phalanges.* Nous diſtinguons à chaque doigt, de même qu'aux autres parties de la main, deux faces, l'une interne ou *phalangienne;* l'autre, convexe ou externe que nous nommons *face ſus-phalangienne;* enfin, pour apporter plus de préciſion dans l'indication des attaches des muſcles, au lieu de diſtinguer les os dont les doigts ſont compoſés, par les épithètes de grande, moyenne & petite, ou première, ſeconde & troiſième phalanges de tel doigt, nous appellons ſimplement *phalange*, la première ou la plus groſſe pièce oſſeuſe de chaque doigt; nous nommons *phalangine* la ſeconde ou moyenne; enfin, nous déſignons ſous le nom de *phalangette*, la troiſième ou plus petite pièce oſſeuſe de chaque doigt; ainſi, le pouce eſt compoſé ſeulement de deux os, dont le premier eſt dit *la phalange du pouce*, & le plus petit, ſa *phalangette:* cette diviſion, fort ſimple, a fourni la dénomination de tous les muſcles qui ſe terminent au carpe, au métacarpe & aux doigts. Ceux qui ont leur inſertion à la face interne ou carpienne, portent la terminaiſon de muſcles *carpiens*. Ceux qui ſont attachés à la face ſupérieure ou ſus-carpienne, ſont dits *ſus-carpiens*, &c. *Voyez la récapitulation des dénominations myologiques, page 75.*

(*f*) *Page 24*. Le baſſin nommé par les latins, *pelvis*, eſt compoſé de quatre os dont l'aſſemblage forme une grande cavité qui termine l'abdomen, & contient principalement le rectum, la veſſie & les organes de la génération. Outre la diviſion ordinaire en grand & en petit baſſin, on y diſtingue l'excavation ou *cavité pelviènne*, & deux grandes ouvertures; l'une ſupérieure, qui fait l'*entrée du baſſin*, ou le *détroit ſupérieur*, eſt nommée le *détroit abdominal*; l'autre inférieure, qui fait la *ſortie du baſſin*, ou le *détroit inférieur*, eſt dite le *détroit périnéal*. Les accoucheurs obſervent avec grand ſoin la forme de ces détroits, & ils en déſignent l'étendue ſous le nom de *diamètres*; ainſi, ils diſtinguent au détroit abdominal, deux diamètres; ils appellent *petit diamètre* ou *diamètre antero-poſtérieur du détroit ſupérieur*, l'intervalle compris entre la ſaillie du ſacrum & la ſymphyſe du pubis; nous le nommons *ſacro-pubien*; & ils appellent *grand diamètre* ou *latéral*, l'eſpace qui ſe trouve d'un ilium à l'autre; nous le nommons ſimplement *diamètre iliaque*: ils reconnoiſſent auſſi au détroit périnéal deux diamètres; un *petit* ou *latéral*, qui comprend la diſtance qui ſe trouve entre les tubéroſités de l'iſchium; & l'autre, qu'ils diſent *grand* & qu'ils meſurent du coccix à la ſymphyſe du pubis. Cependant, observe M. LAUVERJAT, *la distance du coccix au pubis est ordinairement égale à la distance des tubérosités entr'elles; le coccix dans l'état naturel.* Ainsi, pour éviter l'erreur & les suites fâcheuses qui ne résultent que trop souvent des dénominations fausses ou impropres, nous nommons un de ces diamètres, *ischiatique*, & l'autre, *cocci-pubien;* mais notre objet n'étant ici que d'indiquer les parties principales des os qui servent à l'attache des muscles, bornons-nous à jeter un coup d'œil rapide sur la configuration des os innominés.

Ces os, au nombre de deux, l'un à droite, l'autre à gauche, forment les hanches & la plus grande partie du bassin. Leur irrégularité a engagé les anatomistes à les appeller innominés; mais leur étendue les a déterminés à donner des noms particuliers aux différentes portions de cet os. Comme dans l'enfance, chaque os innominé est composé de trois *pièces* (& non pas de trois os, ainsi que le disent & l'écrivent encore presque tous les anatomistes) principales, qui sont intimement réunies dans l'âge adulte, pour conserver l'idée de cette division première, & en même temps pour faciliter l'étude & l'indication des parties, on divise chaque os innominé en trois portions ou régions; une grande supérieure & postérieure que l'on nomme l'*ilium;* une antérieure, le *pubis;* la troisième inférieure, l'*ischium;* on y distingue aussi deux faces, l'une externe ou *fémorale*, l'autre interne ou *abdominale*.

La face fémorale de l'os innominé, présente une grande & profonde cavité articulaire, nommée *cotyloïde ;* elle eſt formée par le concours des trois pièces dont cet os eſt compoſé dans l'enfance : nous remarquons à la partie antérieure & interne de cette cavité, un grand trou ovale nommé *trou pelvien*, il eſt formé par le concours de l'iſchium & du pubis ; à la partie ſupérieure de cette même cavité, une échancrure & une éminence légèrement ſaillante, formées par le concours de l'ilium & du pubis, on les nomme *ilio-pubiennes ;* enfin, à la partie inférieure de cette cavité cotyloïde, une grande & profonde échancrure formée par la réunion de l'iſchium & de l'ilium, elle eſt ſimplement appellée *échancrure iſchiatique.*

A l'ilium nous conſidérons, 1°. ſa *baſe* qui eſt la portion cotyloïdiènne ; 2°. ſa *ſurface* convexe en devant, concave en arrière, & ſur laquelle nous diſtinguons deux lignes ſuperficielles demi-circulaires ; l'une ſupérieure ou *arcade ſus-iliaque*, ſert à l'attache du grand muſcle ilio-trochantérien ; l'autre inférieure ou *arcade ſous-iliaque*, eſt l'empreinte du petit muſcle ilio-trochantérien ; 3°. le bord épais & contourné qui termine ſupérieurement l'ilium, nommé *crête ;* on y diſtingue deux *lèvres*, l'une interne, l'autre externe ; 4°. au bord antérieur, deux éminences garnies d'aſpérités ; l'une ſupérieure, dite ſimplement l'*épine de l'ilium*, donne attache au muſcle ilio-crêti-tibial ; l'autre inférieur, nommée *ſous-épine*, ſert à l'attache du muſcle ilio-rotulien ; entre ces deux éminences, l'*échancrure inter-ſpinale ;* enfin, au deſſous de l'éminence ſous-épineuſe de l'ilium, une autre échancrure nommée *ilio-pubienne ;* le bord poſtérieur de l'ilium s'articule avec le sacrum, & présente une protubérance très-saillante nommée *tubérosité;* on y voit aussi deux petits *tubercules épineux* qui servent à l'attache des ligamens, & qui sont séparés par une légère *échancrure.*

Au pubis, nous considérons ses *branches* & son *corps.* Ses branches sont au nombre de deux; l'une supérieure, horizontale, irrégulièrement triangulaire & prismatique, nommée *branche sus-pubienne*, elle se termine en s'elargissant, en formant une partie de la cavité cotyloïde; l'autre branche du pubis, inférieure, verticale, applatie, est nommée *sous-pubienne*, elle s'unit à l'ischium; nous appellons *corps du pubis*, l'angle épais, raboteux, qui résulte de la jonction des deux branches; nous y remarquons un *tubercule épineux* qui se prolonge à la branche sus-pubienne par une crête longue, aigüe, mince sur son bord, elle est ordinairement appellée *épine du pubis;* enfin, les deux branches du pubis laissent entr'elles un vuide qui forme une portion du *trou pelvien.*

A l'ischium, nous considérons également deux branches & un corps. Des deux branches, la plus longue, la plus épaisse, s'unit à l'ilium & au pubis, forme la portion postérieure & inférieure de la cavité cotyloïde; nous la nommons *branche cotyloïdienne de l'ischium;* l'autre branche *ischiatique*, mince, applatie, s'unit à la branche sous-pubienne, leur réunion forme le *trou pelvien.* Le *corps de l'ischium* est la portion mitoyenne entre les deux branches; on y remarque une grosse protubérance dont la surface raboteuse est partagée en trois facettes pour l'attache de trois muſcles, elle a reçu le nom de *tubéroſité.* La branche cotyloïdienne nous préſente une éminence très-ſaillante nommée l'*épine;* au deſſous de cette épine, une échancrure dont la ſurface arrondie en forme de portion de poulie, eſt recouverte d'une croûte cartilagineuſe, partagée en trois ou quatre couliſſes ſur leſquelles gliſſent les faiſceaux tendineux du muſcle intra-pelvio-trochantérien; nous donnons à cette partie le nom de *trochlée de l'iſchium.* L'examen de l'os innominé préſente encore à l'anatomiſte quelques autres particularités; mais nous les omettons ici, parce qu'elles n'ont aucun rapport à l'attache des muſcles : nous ferons ſeulement obſerver que la face abdominale de l'ilium, préſente un enfoncement déſigné ſous le nom de *foſſe iliaque*, & dans laquelle eſt logé un muſcle qui ſe porte à la cuiſſe.

(g) *Page 26.* En indiquant les attaches & l'étendue de ce muſcle, nous avons fait mention d'une *capſule membraneuſe* ou *bourſe ſynoviale* que l'on obſerve dans le trajet de ſon tendon ſur la trochlée de l'iſchium : cette capſule a paru ſi remarquable à quelques anatomiſtes, qu'ils n'ont pas héſité de donner à ce muſcle les noms de *marſupialis* ou *burſalis;* mais une telle diſpoſition s'obſerve à bien d'autres muſcles; ainſi, il y a une pareille capſule membraneuſe ſous les tendons réunis des muſcles iliaco-trochantinien, & prélombo-trochantinien, dans l'endroit où ces muſcles ſe contournent ſur l'éminence ilio-pubienne, pour ſe porter au trochantin; on en voit également une ſur le radius, un peu au deſſus de l'inſertion du muſcle ſcapulo-*coraco*-radial; une autre ſur le calcanéum, un peu au deſſus de l'inſertion du muſcle bi-fémoro-calcanien; enfin, pour le dire en un mot, dans tous les endroits où le tendon d'un muſcle gliſſe, appuie & ſe contourne ſur la ſurface d'un os, on trouve de ſemblables bourſes ou capſules; elles ſont plus ou moins grandes & diſtinctes, ſuivant l'étendue & la force de frotement que le tendon exerce ſur l'os. Si le frotement eſt fort & ſouvent répété, dans ce cas, la ſurface de l'os qui éprouve cette preſſion, eſt recouverte d'une lame blanche, liſſe, épaiſſe & qui paroît de nature cartilagineuſe; c'eſt autour de cette lame cartilagineuſe que l'on voit une membrane d'un tiſſu fin, mais ſerré, qui adhère intimement à la ſurface correſpondante du muſcle ou du tendon: de cette diſpoſition réſulte, entre l'os & le tendon, une cavité plus ou moins grande, circonſcrite par les parois de la membrane, cavité qui contient une liqueur gluante, muqueuſe, fort analogue à la ſynovie des articulations.

Si le frotement eſt peu conſidérable, alors, au lieu d'une couche cartilagineuſe, on ne trouve à la ſurface de l'os, qu'une lame membraneuſe plus ou moins lâche & épaiſſe; la cavité de ces capſules eſt moins diſtincte, & ne contient qu'une petite quantité de ſuc muqueux; enfin, toutes ces capſules muſculaires nous paroiſſent, tant pour la ſtructure que pour les uſages, avoir la plus grande conformité avec les capſules des articulations.

(*h*) *Page 28.* Nous avions d'abord désigné le muscle (*art. 3*), sous le nom de prélombo-fémoral, & celui (*art. 4*), sous le nom d'iliaco-fémoral : on peut voir, *note c*, les raisons qui nous ont fait préférer les dénominations que nous avons adoptées dans l'exposition de ces muscles.

(*i*) *Page 37.* La division du pied se fait comme celle de la main, en faces & en régions. La face inférieure, concave, ou la plante du pied, est nommée *face plantaire ;* la supérieure, convexe, & ordinairement le cou de pied, est dite *face sus-plantaire ;* & comme le pied est divisé en tarse, en métatarse & en doigts, nous y distinguons aussi la face *tarsienne* & *sus-tarsienne*, la *face métatarsienne* & *sus-métatarsienne*, la face *phalangienne* & *sus-phalangienne ;* enfin, comme les doigts du pied sont composés, de même que ceux de la main, de trois petites pièces osseuses, nous employons les mêmes dénominations de *phalange*, *phalangine* & *phalangette. Voyez les dénominations myologiques, page 85.*

(*k*) *Page 42.* La colone vertébrale concourt à former le thorax ; elle supporte la tête, elle soutient les épaules & les extrémités supérieures ; enfin, par le moyen des os innominés, elle est articulée avec les extrémités inférieures ; ainsi, elle doit être considérée comme la base & le centre osseux du corps de l'animal ; elle est, dit M. SABATIER, comme l'essieu sur lequel le tronc se meut, & auquel se rapportent tous les mouvemens : aussi les grecs & les anciens anatomistes la comparoient ordinairement à la quille d'un vaisseau qui reçoit & soutient toutes les membrures du bâtiment. *Carinæ cujusdam instar & fulcri*, disoit VESAL. Ces considérations nous ont engagés depuis long-temps à commencer nos démonstrations ostéologiques par l'exposition de la colonne vertébrale : cet ordre, indifférent sans doute pour l'homme instruit, nous a paru bien préférable à la méthode ordinaire, & bien plus propre à favoriser les progrès des commençans ; en effet, commencer les démonstrations ostéologiques par la tête, c'est exposer d'abord la partie dont la structure est la plus compliquée & l'étude la plus difficile, à cause du grand nombre d'éminences, de cavités, d'échancrures, de sillons, de scissures, &c. qu'il importe de remarquer, & qui toutes ont une dénomination particulière ; ainsi, la multiplicité des objets & des mots fatigue, & échappe à la mémoire du jeune étudiant. Au contraire, en commençant par l'étude du tronc, on passe du simple au composé ; les mots techniques sont expliqués successivement, rappellés à chaque instant ; l'idée qu'on y attache s'imprime sans peine dans la mémoire ; & quand on passe ensuite à l'examen de la tête, l'étudiant, déjà familiarisé avec les objets, saisit & conçoit bien plus facilement les différentes particularités que l'anatomiste fait observer ; mais c'est trop nous arrêter sur ce point ; nous devons ici nous borner à quelques observations générales, relatives à l'attache des muscles & à leur dénomination.

La colonne vertébrale présente deux faces ;

l'une, postérieure, hérissée d'un grand nombre d'aspérités, est nommée *face spinale ;* l'autre, antérieure, formée par le corps des vertèbres, est distinguée sous le nom de *face pré-spinale.* Les anatomistes divisent encore toute l'étendue de la colonne vertébrale en trois portions qui forment les *lombes*, le *dos* & le *cou.* On compte cinq vertèbres des lombes; leur face postérieure, qui comprend les épines & les traverses, retient le nom de *face lombaire ;* la partie antérieure arrondie, est dite *pré-lombaire.* Les vertèbres du dos sont au nombre de douze; nous y distinguons également la *face dorsale*, qui comprend les épines & les apophyses transverses; la *face pré-dorsale* est formée par le corps de ces vertèbres. Enfin, le cou est formé de sept vertèbres; mais elles sont disposées de manière que leur corps forme en devant une large face applatie, qui comprend les apophyses transverses; cette face est désignée sous le nom de *trachélienne*, & les apophyses transverses sont aussi nommées *apophyses trachéliennes* (d'après le mot grec TRACHELOS, qui signifie la partie antérieure du cou, mot employé par plusieurs écrivains anciens & modernes, & particulièrement adopté par plusieurs anatomistes, pour distinguer quelques muscles de cette partie). La portion postérieure du cou forme la *face cervicale*, & nous y remarquons les *épines* cervicales qui donnent attache à plusieurs muscles, & fournissent par conséquent une partie de leur dénomination. On doit encore observer au cou deux vertèbres, plus particulièrement remarquables par leur forme, leurs mouvemens

BIBLIOTHÈQUE ROYALE

& les muſcles qui s'y attachent ; la première s'articule avec la tête, &, d'après cela, les anciens la comparoient à Atlas, qui porte le ciel ſur ſes épaules ; elle eſt nommée *atloïde* (ſemblable à Atlas) ; elle n'a point d'épine cervicale comme les autres vertèbres du cou, mais ſeulement un *tubercule ;* la ſeconde vertèbre du cou préſente ſur ſon corps une apophyſe ſaillante qui produit l'effet d'un eſſieu ; on la nomme *axoïde* (ſemblable à un axe ou eſſieu).

FIN.

TABLE DES MATIÈRES.

Discours préliminaire.

Exemple

Exposition des muscles.

Récapitulation des dénominations myologiques.

Notes relatives à l'attache des muscles.

Fin de la table.

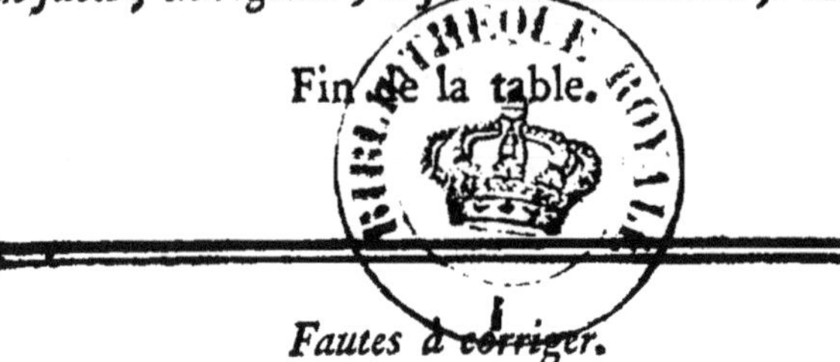

Fautes à corriger.

Page 3, ligne 16, lumbo-abdominal, *lisez* : lombo-abdominal.

La même faute a échappé dans d'autres endroits.

Page 19, ligne 10, palmaire cutané, *lisez* : le palmaire cutanée.

Page 16, ligne 1ère. altoïdo-basilaire, *lisez* : atloïdo-basilaire.

Ibid. ligne 4, altoïde *lisez* : atloïde.

Ibid. ligne 7, altoïdien *lisez* : atloïdien.

Page 71, ligne dernière, le sous-scapulo-trochitérien, *lisez* : le sous-scapulo-trochinien.

Page 94, ligne 16, des cuisses, *lisez* : des muscles.

www.ingramcontent.com/pod-product-compliance
Ingram Content Group UK Ltd.
Pitfield, Milton Keynes, MK11 3LW, UK
UKHW021142260726
13994UKWH00001B/258